beck **I**sche **reihe**

bsr

Ein Mensch hat heute in jedem Fall schlank zu sein. Dicksein ist unerwünscht. Der schlanke Körper ist gesundheitspolitisches Ziel und kulturelle Norm zugleich. Doch trotz aller Aufklärung und zunehmenden sozialen Ächtung werden immer mehr Menschen immer dicker. Steckt hinter dem Dicksein noch etwas anderes als nur falsche Ernährung und mangelnde Bewegung? Wie und warum wird jemand dick, obwohl er es eigentlich nicht will?

Susann Sitzlers Buch bringt einen neuen Ton in die bisherige Diskussion, indem es vom individuellen Nutzen des Dickseins spricht. Es geht darin am Rande auch um extrem übergewichtige Menschen. Im Zentrum stehen jedoch die Molligen, die Kräftigen und die Rundlichen. Die Menschen, die in jüngerer Zeit in den Fokus der Dickendebatte geraten sind. Das Buch baut auf dem aktuellen Forschungsstand auf und zieht medizinische, soziologische und psychologische Erkenntnisse heran. Im Vordergrund stehen jedoch die essayistische Reflexion und das persönliche Erleben.

Susann Sitzler, geboren 1970 in Basel, ist freie Journalistin, Buch- und Radioautorin in Berlin. Sie hat Erfahrung mit Übergrößen und lebt seit Jahren diätlos und stabil mit moderatem Übergewicht.

Susann Sitzler

Bauchgefühle

Mein Körper und
sein wahres Gewicht

Verlag C.H.Beck

Für Knud, mit einer Tüte Gummibärchen

Originalausgabe

© Verlag C.H.Beck oHG, München 2011
Satz: Druckerei C.H.Beck, Nördlingen
Druck: GGP Media GmbH, Pößneck
Umschlagentwurf: malsysteufel, willich
Umschlagabbildung: © Heide Benser/plainpicture/
Fancy Fotos
Printed in Germany
ISBN 978 3 406 62200 7

www.beck.de

Inhalt

Fett ist ein eigensinniges Zeug, zickig und unberechenbar, aber auch sehr anhänglich. Es ist nicht nur träge, sondern eine durchaus schlaue Masse.

Renate Künast

Eine massige Figur beeinträchtigt ja nicht die Empfindsamkeit einer Seele.

Wilhelm Wieben

1 Was es bedeutet, dick zu sein

Wieso verwechselte ich mich mit Kiki Romeo?

Zuerst sah ich die Ente. Eine ganz normale Stockente, ein Weibchen mit unauffälligen braunen Federn. Sie stand winzig vor der riesigen Frau. Es sah albern aus, aber ich konnte nicht lachen. Die Beine der Frau ragten wie Säulen vor dem kleinen Tier auf, umgeben von den hängenden Falten einer blauen Jeans. Den unförmigen Leib bedeckte ein schwarzer Pullover. Die feinen blonden Haare wurden über der Stirn von einer Klemme aus dem Gesicht gehalten. Die Haare sahen eigentlich ganz hübsch aus. Auch die schmale Brille passte gut in das ovale Gesicht. Aber der ganze zarte Kopf wirkte deplatziert über dem uferlosen Körper.

Das Foto war vor ein paar Wochen entstanden, in Rosenburg. Dort hatte ich mich für ein exklusives Seminar beworben und war eingeladen worden. Ich teilte mir das Zimmer mit einer Frau namens Kiki Romeo. Sie bestätigte mir, dass der Name echt sei. Kiki schien nett zu sein. Als ich sie sah, war ich erleichtert. Mit ihr als Zimmerpartnerin würde ich es aushalten.

Am Nachmittag vor der ersten Seminarsitzung hatten wir etwas freie Zeit. Wir beschlossen, durch den Ort zu spazieren. Als wir am Schlossweiher entlanggingen, sahen wir die Enten und fotografierten uns.

Kiki reiste dann bereits nach der ersten Nacht ab. Auf

meinem Bett hinterließ sie einen Zettel mit den Worten «Ich muss nach Hause, Babysitter krank blablabla.» Irgendetwas schien Kiki gleich zu Anfang demoralisiert zu haben.

Ich musste das Foto mit der Ente umdrehen. Eigentlich war ich mir in den Tagen des Seminars ganz hübsch vorgekommen. Vorher war ich noch beim Friseur gewesen. Ich hatte mich vor den vielen Frauen gefürchtet, denen ich dort begegnen würde. Würden sie mich akzeptieren? Würde ich jemanden finden, der mit mir spricht? Als ich Kiki sah, war ich erleichtert. Kiki würde mich nicht abweisen. Kiki musste froh sein, wenn jemand nett zu ihr war. Kiki wog mindestens 160 Kilo. Neben Kiki war ich ein schmales Reh. Zu Kiki konnte ich großzügig und ganz entspannt sein. So fragte ich sie, ob wir vor dem Seminarbeginn einen Kaffee trinken gehen wollen. Die Frau auf dem Bild war gar nicht ich. Das war Kiki Romeo. Zufälligerweise hatten wir eine ähnliche Frisur, eine ähnliche Brille und trugen an diesem Tag beide Jeans und einen schwarzen Pullover. Nur dass Kiki etwa achtzig Kilo mehr wog als ich. Dass sie doppelt so schwer war wie ich. Wie konnte ich mich mit ihr verwechseln?

Unsere Gesellschaft ist besessen von Körpern ohne Fett. Jeder Mensch, der nicht eindeutig schlank ist, gilt als dick. Jeder, der dick ist, steht unter Beobachtung. Ganz egal, ob er ein bisschen rundere Hüften, einen sichtbaren Bauch oder fünfzig Kilo Übergewicht hat. Schon kleine Kinder machen freiwillig Diät, weil sie sich zu dick fühlen. Seit kurzem gibt es Waagen, die Strom durch unsere Körper jagen, um den Fettanteil zu ermitteln. Unsere Gesellschaft einigt sich gerade darauf, dass man das Dicksein am besten verbieten würde. Es werden bereits erste Strafmaßnahmen eingeführt. Bei Krankenkassen sollen Dicke höhere Prämien entrichten, im Flugzeug einen zweiten Sitz dazubezahlen müssen.

Wir kennen alle Diäten, mit denen man abnehmen kann. Wir kennen alle Regeln, wann man Obst essen, wann man auf Brot verzichten und wann man sich wie bewegen muss, um sein Fett zu verbrennen und kein neues anzusetzen. Wenn das nicht hilft, gibt es Fachleute, die uns das Fett aus den Bäuchen saugen oder die Mägen kleiner nähen können. Trotzdem sind nicht alle Menschen schlank. Nicht alle sind so riesig und breit wie Kiki Romeo. Aber ziemlich viele sind so wie ich, oder irgendwo dazwischen.

In Deutschland sind mehr als die Hälfte der Menschen dick. Das hat die Weltgesundheitsorganisation WHO 2007 herausgefunden. In Österreich und der Schweiz ist es ähnlich. Ob jemand dünn oder dick ist, legt die WHO anhand einer mathematischen Formel fest. Die Formel heißt Body-Mass-Index (BMI) und wurde im 18. Jahrhundert von einem belgischen Versicherungsstatistiker erfunden. Bekannt wurde sie in den 1980er Jahren. Damals begann die WHO den BMI einzusetzen, um Normalgewicht von krankhaftem Über- oder Untergewicht zu unterscheiden. Die Bemessungsgrenzen wurden seither mehrmals nach unten korrigiert.

Die Formel teilt das Körpergewicht in Kilogramm durch die Körpergröße in Meter, die man vorher ins Quadrat gesetzt hat. Ein Mensch, der 1,75 Meter groß ist und 75 Kilo wiegt, hat einen BMI von 24,5. Bis 24,9 gilt man als «normalgewichtig». Wer 1,65 Meter groß ist und 72 Kilo wiegt, hat einen BMI von 26,5. Ab BMI 25,1 gilt man als «übergewichtig». Wer 1,80 Meter groß ist und 99 Kilo wiegt, hat einen BMI von 30,5. Ab 30 gilt ein Mensch als «adipös» oder «fettleibig» und behandlungsbedürftig. Beim BMI spielt es keine Rolle, ob damit ein Mann oder eine Frau berechnet wird, ob jemand schmale Handgelenke oder ein breites Becken hat, ob eine Frau mit einer Neigung zu kräftigen Muskeln oder ein Mann mit schmalen Fesseln geboren wurde.

Bis in die 1990er Jahre wurde die Formel wenig beachtet und war höchstens für Medizinfachleute interessant. 1997 begann die Weltgesundheitsorganisation, die Indexzahlen in die Kategorien Untergewicht, Normalgewicht, Übergewicht und drei verschiedene Stufen von Fettleibigkeit einzuteilen. Erneut wurden die Grenzwerte für Übergewicht nach unten verschoben. Heute ist der BMI Allgemeingut und jeder Arzt beurteilt seine Patienten danach.

1959 kam in Amerika der Begriff des «wünschenswerten Körpergewichts» – *desirable body weight* – auf. Es bemaß sich an den Daten, die 26 amerikanische Lebensversicherungsgesellschaften seit 1950 gesammelt und ausgewertet hatten. Dazu waren fünf Millionen Amerikanerinnen und Amerikaner gewogen worden. Nach dem Tod wurde das Durchschnittsgewicht der gewogenen Personen ins Verhältnis zu ihrer Lebensdauer gesetzt. Der Zweck der Untersuchung bestand darin, dass die Lebensversicherungen die Höhe der Prämien möglichst gewinnbringend festlegen wollten und dafür statistische Werte benötigten. Wer eine kurze Lebenserwartung hatte, sollte auch am meisten bezahlen. Die längste Lebenserwartung hatten diejenigen mit dem durchschnittlichen Gewicht. Die ganz Dünnen und die ganz Dicken starben im Durchschnitt etwas früher. Die genauen Zahlen zum wünschenswerten Körpergewicht wurden in den «Metropolitan Life Insurance Company Tables» zusammengefasst. Sie entsprechen im Großen und Ganzen dem BMI und werden im amerikanischen Versicherungsgewerbe bis heute alternativ dazu verwendet.

«Du bist doch nicht dick», sagen meine Freundinnen. Schon

das Wort «dick» ist ihnen unangenehm. Sie sagen lieber «mollig» oder «stark». «Füllig» oder «kräftig». «Weiblich» ist auch beliebt. Bei dicken Männern sagt man gerne «stattlich». Nur wenn es wehtun soll, dann sagen alle «fett».

Wenn meine Freundinnen zu mir sagen, ich sei nicht dick, meinen sie eigentlich: «Du bist doch nicht willensschwach, widerlich und selbst schuld.» Das ist es, was das Wort «dick» für mehr und mehr Menschen bedeutet. Ich weiß, dass meine Freundinnen es nett meinen, wenn sie sagen, ich sei nicht dick. Das macht es schlimmer. Sie müssen mein Dicksein verneinen, um mich in gutem Licht zu sehen. Dicksein hat eine neue, umfassende Bedeutung bekommen. Es bedeutet: verkehrt sein.

Lange Zeit war Dicksein bloß eine Körperform unter anderen, eine Möglichkeit unter vielen, eine Veranlagung oder vielleicht eine Quittung für das Leben, das ein Mensch führte. Lange Zeit war es auch ein Zeichen dafür, dass jemand zu den Glücklichen gehörte, denen das Essen im Überfluss zugänglich war.

Es gab kräftige Männer mit stattlichen Bäuchen und griffige Frauen mit dem Pfund am rechten Fleck, füllige Weiber mit sinnlichen Rundungen, man war mollig, weiblich, mütterlich oder hatte Babyspeck. Es gab Matronen, die etwas fester waren, dralle Nachbarinnen, frauliche Figuren und Pfundskerle. Dicke Menschen waren üppig, kräftig, gut gebaut, man hatte Format, war stärker, rundlich, moppelig oder vielleicht ein Pummel. Das Dicksein selbst war voller Abwechslungen. Es reichte von ein wenig füllig bis zu sehr viel schwerer als der große Durchschnitt. Das Dicksein hatte viele Nuancen und für jede davon gab es zahlreiche, meist freundliche Synonyme. Zu vielen Zeiten galt es als erfreulich, wenn man die Neigung besaß, ein paar Polster anzusetzen. Wirklich zu bedauern waren die, deren Körper von Natur aus hager blieben. Die schlechten Esser, die Sehnigen, die Dürren und Mageren. Die Kümmerlichen und die, die klapprig waren wie der Tod.

Lange Zeit betrachteten wir unseren Körper als etwas, mit dem man geboren wird. Eine Gegebenheit, deren Form und Anlage man von seiner Familie erbt. Abweichende Eigenschaften zogen Spott auf sich und manchmal Quälerei. Rote Haare, eine Fistelstimme, riesige Nasen, abstehende Ohren oder Plattfüße wurden gnadenlos benannt. Aber sie stellten die Zugehörigkeit nicht in Frage, es entstand für den Besitzer kein Handlungsbedarf. Auch das Dicksein gehörte dazu. Ein paar Menschen waren halt einfach dick, so wie andere hoch aufgeschossen oder schief, bucklig oder besonders stark waren. Eine Eigenheit unter vielen. Eine Laune der Natur.

Das hat sich in wenigen Jahrzehnten grundlegend geändert. Abweichende Ohren und Nasen lassen Eltern selbstverständlich korrigieren, um einem Kind Hänseleien zu ersparen. Muskeln, Haare und Zähne kann jeder so formen, wie er möchte. An der Körpergröße wird gearbeitet. In China und in Russland gibt es bereits Frauen, die sich die Beine brechen lassen, um sie während vieler Monate im Streckbett dazu anzuregen, zusätzliches Knochenmaterial für ein paar Zentimeter mehr zu bilden. Das erscheint uns bisher noch etwas extrem und wir schauen irritiert. Warum akzeptieren diese Menschen ihre naturgegebene Größe nicht? Bei der Körpergröße erscheint uns die Vielfalt noch akzeptabel. Auf anderen Gebieten haben wir den Umgang damit schon verlernt. Das Körpergewicht wird für immer mehr Menschen zu einer lebenslangen Kampfzone. Die Idee, eine körperliche Veranlagung zu akzeptieren, auch wenn wir lieber anders wären, gerät immer mehr ins Abseits. Und es ist längst nicht mehr selbstverständlich, andere zu tolerieren, wenn sie stark abweichen. Das gilt nicht nur für Moden, wie etwa die vollständige Enthaarung des Körpers. Es gilt vor allem für das Körpergewicht. Die Abweichung vom Ideal des völlig schlanken Körpers wird immer gnadenloser beobachtet. Bei sich selbst und bei anderen. Manche Menschen leben heute in Angst vor dem Dicksein wie ihre Vorfahren im Mittelalter in der Angst vor ewiger Verdammnis. Die Sünder werden verachtet und gefürchtet. Und zunehmend bekämpft. In der Bibel steht Völlerei als sechste der sieben Todsünden. Der dicke Körper gilt uns neuerdings als krank. Seither wiegt jedes Dicksein gleich. Wer einen Body-Mass-Index über 25 hat, ist bedroht. Wer einen über 30 hat, wird verdammt.

Psychologen der Philipps-Universität in Marburg haben 2008 zusammen mit der Universität Leipzig untersucht, welche Vorurteile in Deutschland gegenüber übergewichtigen Menschen herrschen. Fast jeder vierte Befragte war der Meinung, dass sehr dicke Menschen insgesamt zu verurteilen seien. Kaum zwanzig Prozent lehnten eine pauschale Verurteilung grundsätzlich ab. Mehr als die Hälfte sagte, dass sie sich zwischen beiden Möglichkeiten nicht entscheiden kann. Die Forscher fassten das Ergebnis so zusammen: «Es scheint so zu sein, dass die Mehrheit sich nicht sicher ist, ob die Vorurteile über adipöse Menschen zutreffen oder nicht.» Dennoch waren 85 von 100 Befragten überzeugt, dass mangelnde Bewegung und übermäßiges Essen für das hohe Gewicht verantwortlich seien. Man weiß zwar nicht, ob die Dicken überhaupt selbst schuld sind. Aber man scheint zu wissen, was sie auf jeden Fall falsch machen. Noch etwas fanden die Forscher heraus: «Wer die Ursachen einer Adipositas vor allem im individuellen Verhalten sucht, neigt auch eher zu

Vorurteilen», heißt es in der Schlussfolgerung der Studie. Wir haben gelernt, das Fett zu hassen. Aber wir haben nicht gelernt, es zu verstehen.

Es ist so einfach, eine Diät zu beginnen. Man isst drei Tage lang weniger oder andere Dinge. Man muss ständig auf die Toilette, und schon nach zwei Tagen hat man ein Kilo weniger auf der Waage. Man ist euphorisch und fühlt sich voller Kraft. Die Ringe beginnen, an den Fingern zu rutschen. Die Wangen werden hohl. Man fühlt sich schön und zierlich. Leicht. Diät ist ein Wundermittel. Jeder weiß das. Es gibt keinen einzigen Dicken auf der Welt, der nicht mit der richtigen Diät dünn werden könnte. Auch ich könnte dünner werden. Viel dünner. Sogar schlank. Aber ich tue es nicht. Fast alle Dicken tun es nicht. Oder sie tun es so, dass es nicht funktioniert. Sonst wären sie nicht dick. Die Dicken werden nicht dünn, obwohl sie wissen, wie es geht. Warum nicht? Warum tue ich es nicht? Es gibt keine Möglichkeit, mit der man das Aussehen des eigenen Körpers schneller, billiger und wirkungsvoller verändern könnte, als weniger zu essen. Keinen Weg, um schneller Unterstützung und Komplimente zu bekommen, als abzunehmen. Man kann es allein machen; wenn man auf teure Diätpülverchen verzichtet, kostet es nichts, und man benötigt keine speziellen Kenntnisse dafür. «Hast du abgenommen?», ist ein Kompliment, das immer ankommt. Trotzdem nehmen die meisten Dicken nicht ab. Sie sind dick und sie bleiben es oder werden es wieder. Das Dicksein muss für sie einen Vorteil haben. Aber welchen?

Dicke Körper unterscheiden sich stärker voneinander als schlanke Körper. Es gibt extrem dicke und relativ dicke Menschen. Solche mit dicken Bäuchen und schlanken Beinen, solche mit riesigen Oberschenkeln und ohne erkennbare Taille. Solche, an denen das Fleisch herunterfließt und solche, die einfach nur überall ein bisschen mehr Masse haben als die Schlanken. Solche, die kaum noch Luft bekommen, wenn sie ein paar Schritte zu Fuß gehen. Und solche, die regelmäßig Sport treiben. Aber alle gehören sie inzwischen zu einer einzigen Gruppe. Zu denen, die nicht schlank sind. Sie sind die, mit denen etwas nicht stimmt.

Ich bin 1,68 Meter groß und trage Kleidergröße 44. Das ist die zweitgrößte Normalgröße in der Damenkonfektion. Sie gilt schon als «Große Größe», aber fast alle Kleidungsstücke sind noch in 44 erhältlich. Meine Beine sind kräftig, meine Waden stramm, mein Hintern und mein Bauch halten sich die Waage. Mein Gesicht ist weich und das Kinn ein bisschen schwerer, als ich es gerne hätte. Ich laufe mühelos jede Treppe und kann mit flachen Händen und gestreckten Beinen auf den Boden vor mir fassen. Ich bewege mich frei und gerne, ich bin kein Monster. Aber ich bin dick, immer gewesen, und nur mit größter Anstrengung konnte ich mich gelegentlich an den Grenzwert des «Normalgewichts» heranhungern. Lange gehalten habe ich mich dort nie. Weitaus häufiger waren die Zeiten, in denen ich immer weiter zulegte, ohne zu verstehen, wieso. Vor wenigen Jahren hatte ich noch zwei Größen mehr. Kleidergröße 48. Dafür gibt es in normalen Geschäften keine Kleider mehr.

An manchen Tagen habe ich Angst, wieder zuzunehmen. Obwohl ich alle Fakten kenne, kommt es mir rätselhaft vor, wie mein Körper auf Nahrung reagiert. Ich habe nie gespürt, wenn ich zugenommen habe. Ich weiß kaum, wie es sich anfühlt, wenn man zu viel gegessen hat. Ganz selten einmal gab es Momente, in denen mir speiübel war, weil ich in kurzer Zeit Unmengen von verschiedenen Dingen durcheinander verschlungen hatte. Meistens habe ich aber nur gemutmaßt, dass ich zu viel aß. Zu viel im Vergleich zu den anderen. Natürlich fiel es mir auf, dass ich immer alles aufaß, was auf meinem Teller lag. Während die anderen oft einen Rest zurückließen. Dass ich mir meistens ein zweites Mal nachschöpfte, wenn die anderen dankend ablehnten. Eine meiner Freundinnen schafft im Restaurant nie mehr als einen halben Teller Nudeln. Ich esse meist alles mühelos auf und nehme noch einen Salat vorweg. Und manchmal sogar noch einen Nachtisch. Weil ich noch einen vertragen kann und weil es appetitliche Vorschläge auf der Karte gibt. Weil der Abend schön ist und ich das Essen genießen kann.

Im Restaurant kann ich das Essen immer genießen. Zuhause gelingt mir das manchmal nicht. Manchmal, wenn ich mich sehr geärgert habe oder mein Kopf voller Sorgen ist, dann setze ich mich an den Tisch und schaufle das Essen in mich hinein. Früher las ich oft dazu, meist Kochrezepte. Ich wusste, dass mir das nicht guttut. Aber ich wusste auch, dass, solange ich esse, die Sorgen oder der Ärger zuverlässig schweigen. In der Zeit, als ich plötzlich Größe 48 hatte, aß ich viele Male auf diese Weise. Im Rückblick erinnere ich mich daran und ich ahne, dass ich deshalb zugenommen habe. Aber gespürt habe ich den Zusammenhang nie. Gespürt habe ich nur, dass mir das Essen dabei half, Abstand zu meinen Sorgen zu finden. Wenn mein Hosenbund ins Fleisch schnitt, war ich entsetzt und schämte mich. Aber eine Verbindung zu den Stunden am Küchentisch, mit den Kochrezepten und den vollgehäuften Tellern, bestand nur in der Theorie.

Essen hilft, wenn man von seinen Gefühlen zu viel hat. Sie lösen sich in nichts auf, solange man kaut und schluckt und kaut und schluckt und kaut und schluckt. Danach hält die Sättigung noch ein paar Stunden an, während der Körper die

Nahrung verdaut. Man ist träge und ruhig, hat keine Energie für Angst und Stress. Das habe ich mir viele Male zunutze gemacht. Manchmal war mir danach übel und einige Male hatte ich auch ein schlechtes Gewissen. Aber beides war stärker als die Angst und die Unruhe zuvor und ich konnte sie betäuben. Daran gibt es nichts zu rütteln. Fressen ist manchmal ein Ventil.

Heute kann ich mich meist von dem Drang abbringen, beim Essen etwas zu lesen, wenn ich allein bin. Erst recht keine Kochrezepte. Manchmal fällt es mir sehr schwer. Aber ich weiß, dass es mir mehr als alles andere schadet. Wenn ich während des Essens Kochrezepte lese, spüre ich nicht, wenn ich genug habe. Wenn ich lese und esse, schaufle ich einfach immer weiter und hole mir ein, zwei Mal nach, damit die Zeit, in der die Sorgen schweigen, möglichst lang ist. Wenn ich esse, ohne zu lesen, spüre ich meist gegen Ende des ersten Tellers, dass ich nun doch langsam satt werde. Je nachdem, wie gut es mir geht, bereite ich mich dann darauf vor, dass ich nun bald mit dem Essen aufhöre. Dass ich mich den Sorgen und Mühen des Tages gleich wieder aussetzen werde. Manchmal gelingt es mir, einen Rest des Essens übrigzulassen. Aber oft erscheint es mir sicherer, den Teller leer zu essen. Inwiefern sicherer? Das weiß ich nicht. Es ist ein tief verwurzeltes Gefühl, für das ich keinen Namen habe. Und ich kann sehr viel essen, ohne dass mir schlecht wird. Das war schon als Kind so.

Nicht jeder kann sich richtig satt essen. Manche Menschen vertragen überhaupt nur kleine Mengen oder leichte Speisen. Andere ekelt jedes Übermaß und sie müssen sich zwingen, Nahrung in den Mund zu schieben, zu kauen, hinunterzuschlucken. Manche essen, bis sie nicht mehr können, und übergeben sich dann. Aber es gibt auch solche, die essen so viel, wie sie bekommen können, ohne dass ihnen schlecht wird. Sie können praktisch auf Vorrat essen. Weil die Vorräte in unserer Gesellschaft unendlich sind und sie es jeden Tag tun, werden sie dick davon und ernten böse Blicke. Aber manchmal tun sie es trotzdem. Sie tun es, weil sie es können. Weil Nahrung da ist und sie es sich nicht verbieten lassen wollen. Sie sind ja zuhause. Da sieht es ja keiner.

Mein Körper sagt die Wahrheit über mich. Ich sehe so aus, wie eine dick veranlagte Frau aussieht in einer Gesellschaft, in der Essen im Überfluss vorhanden ist. Eine Frau, deren Körper zur schweren Arbeit geeignet wäre, die aber keine schwere Arbeit verrichten muss, weil sie im Sitzen tätig ist und in einer Stadt wohnt, wo man keine weiten Strecken zu Fuß gehen oder schwere Dinge tragen muss. Mein Körper sagt, dass ich gerne und häufig zu Fuß gehe, denn meine Beine sind kräftig und straff. Er sagt, dass ich niemals Zeit an einer Trainingsmaschine verbringe, denn die Muskeln an meinen Oberarmen sind nicht definiert. Mein Körper sagt, dass ich mich häufig aus eigener Kraft bewege, denn Treppen lassen meinen Atem nicht schwerer gehen. Er sagt, dass ich gerne Süßes mag, denn alle meine Glieder sind von einer weichen Schicht umgeben und die Härte meiner Bauchmuskeln ist verborgen unter einer weichen Lage. Allein dadurch mache ich mich heute schon verdächtig.

Ein Mensch nimmt zu, wenn er mehr isst, als der Körper unmittelbar braucht. Aber nicht jeder wird von der gleichen Menge dick. Nicht jeder wird überhaupt dick. Dicksein ist eine Veranlagung wie Körpergröße oder Haarfarbe. Man könnte sagen: Dicksein ist angeboren. Das ist eine der wenigen Tatsachen, bei der sich die Ernährungswissenschaft heute sicher ist. Seit Anfang der 1970er Jahre gibt es eine Theorie, die bei jedem Menschen von einem individuellen «Set Point» ausgeht. Das ist eine Art naturgegebenes Gewicht, das im Körper festgelegt ist und willentlich nicht dauerhaft beeinflusst werden kann. Die Theorie ist bis heute weder eindeutig bewiesen noch eindeutig widerlegt. Versuche in Schweden haben 2007 neue Beweise für die Theorie geliefert. Studenten wurden mit Tausenden von zusätzlichen Kalorien am Tag geradezu gemästet, während sie sich kaum körperlich betätigen durften. Nach Erwartung der Skeptiker hätten sie dadurch alle massiv an Gewicht zulegen müssen. Aber das war nicht der Fall. Nur ein Teil der Probanden hat wie erwartet zugenommen. Ein anderer Teil hat auch bei fast doppelter täglicher Kalorienzufuhr sein normales, eher niedriges Gewicht gehalten.

Bis zu sechshundert Gene sind an der Steuerung des Fettstoffwechsels beteiligt. Aber niemand weiß, wie sich diese auf das individuelle Hunger- und Sättigungsgefühl auswirken. Warum ein Teil der Menschen aufgenommene Nahrung fast ungenutzt ausscheidet. Ein anderer Teil sie rasend schnell verbrennt. Wieder andere sie als Fettdepot ansetzen. Erst recht kann noch niemand genau sagen, wie diese uralten Gene mit den unbegrenzten Mengen verfeinerter Nahrung, den Bequemlichkeiten des modernen Lebens und den psychischen Belastungen in der heutigen Gesellschaft zusammenwirken. Warum einige der Menschen, die dick werden, davon irgendwann auch krank werden.

Was man weiß, ist, dass eine vorhandene Veranlagung zum Dick- oder Dünnsein nur durch eine bestimmte Ernährungs- und Lebensweise überhaupt zum Ausdruck kommt. Wenn die Nahrung knapp und das Leben gefährlich und anstrengend ist, schaltet jeder Körper auf Notversorgung und legt keine Polster an. Die Veranlagung zum Dicksein kann sich erst verwirklichen, wenn die Bedingungen stimmen. Wenn genügend Nahrung da ist und der Mensch sich so weit entspannen kann, dass der Körper nicht ständig im Überlebenskampf funktionieren muss. In solchen Verhältnissen leben wir seit ungefähr 65 Jahren. Ungefähr seitdem wird ein Teil der Bevölkerung immer dicker. So dick, dass die Gesundheitsforscher Alarm schlagen. Man könnte es auch so sagen: Wir werden dick, weil wir es uns endlich leisten können. Aber es gelingt nur denjenigen, die dazu veranlagt sind. Niemand hat eine Ahnung, wohin das die Gesellschaft führt.

Seit 2005 ist in den deutschsprachigen Medien der Begriff «Fett-Epidemie» gebräuchlich. «Dick» ist zu einem abwertenden, rein negativen Wort geworden. Man verbindet es nicht nur mit Krankheit, sondern auch mit persönlicher Schuld. Dicksein bedeutet: Versagen. Als gefährdet gelten seit einiger Zeit alle, die nicht eindeutig schlank sind. Um wirkungsvoll zu alarmieren, werden aber vor allem diejenigen gezeigt, die extrem und überbordend dick sind. Von ihnen bekommen wir immer mehr zu sehen: Menschen, die ihren Körper verwahrlosen lassen wie eine vermüllte Wohnung. Sie sollen die Dringlichkeit deutlich machen, sie werden zur Abschreckung benutzt. Es sieht aus, als hätten wir in unserer Gesellschaft eine Grenze überschritten. Der Überfluss, die Entspannung, die grenzenlose Bequemlichkeit sind uns nicht mehr geheuer. Wir ahnen, dass wir mit irgendetwas übertreiben. Dass wir ein Maß verloren haben. Wir wissen bloß nicht, wofür. Dicksein ist eine der wenigen Maßlosigkeiten, die man sofort erkennt. Jede andere Gier, jede noch so große Grenzenlosigkeit auf anderem Gebiet lässt sich leichter verheimlichen.

Die Allgemeinheit hat angefangen, die vielen Dicken, die wir überall sehen, als Symptom zu betrachten. Bei ihnen sieht man ganz deutlich, worin ihre Maßlosigkeit besteht. Das macht es den anderen einfacher, sich zu zügeln. Und es macht es einfacher, von sich selbst abzusehen.

«Es sah so aus, als würde das ganze Land über kurz oder lang fett und schlaff werden», schrieb ein Journalist des *ZEITmagazins* über eine Recherche, für die er 2005 ein Jahr lang eine Familie begleitete, deren Mitglieder alle sehr dick waren. «In der Küche der T.s schien es um unser aller Zukunft zu gehen.»

In Wirklichkeit gibt es bei uns nur ganz wenige Leute, die so dick sind wie die Menschen auf den Horrorbildern, mit denen die Berichte über die «Fett-Epidemie» illustriert werden. Plumpe Wesen mit schlechter Haltung, die Eis schlecken. Bäuche, die über Badehosen quellen. Verbogene Beine mit quellenden Wülsten. Oberarme, die vor lauter Masse fast waagrecht am Körper stehen. Menschen, die man mit dem Kran aus ihrem Bett heben muss, weil sie nicht mehr gehen können. Unglückliche Kranke, bei denen niemand zweifelt, dass sie früh sterben und auch noch selbst schuld sind. Obwohl sie nur sich selbst schaden, sollen sie alle davor warnen. Aber wovor genau? Und warum nur sie?

Dicksein gilt als gefährlich, weil sehr starkes Übergewicht das Risiko für Herz-Kreislauf-Erkrankungen und für eine bestimmte Art von Diabetes erhöht. Eine Studie der Ludwig-Maximilians-Universität München ergab 2010 allerdings, dass sich das Risiko für diese Erkrankungen mit dem BMI nicht annähernd zuverlässig vorhersagen lässt. Eine sichere Prognose, ob Fett wirklich krank macht und wenn ja, wen, wann und wie genau, konnte bisher noch niemand liefern.

Für die Mediziner ist eine solche Voraussage aber so bedeutend wie die eines Erdbebens für Meteorologen. Wer eine zuverlässige Methode zur Vorhersage von Herzinfarkten entwickelt, geht in die Geschichte ein. Als Alternative zum BMI empfahlen die Münchner Forscher die Methode der Bauchumfangsmessung. Diese Messmethode ist gegen Ende der 1990er Jahre in den USA populär geworden. Männer, deren Bauch mehr als 102 Zentimeter Umfang hat, gelten als zu dick und gefährdet. Bei Frauen reichen bereits 88 Zentimeter. Faktoren wie Knochenbau, Muskelmasse oder Körpergröße spielen dabei keine Rolle. Begründet wird die Gefahr mit dem sogenannten Viszeralfett. Es umgibt die Organe im Bauchraum und ist stärker am Stoffwechsel beteiligt als etwa die Fettpolster der Oberschenkel.

Die Verteilung der Fettdepots eines Menschen ist genetisch bedingt. Sie kann nicht beeinflusst werden. Auch Menschen, die äußerlich schlank erscheinen, können solches Fett im Bauchraum anlagern. Seit es die Bauchfettmethode gibt, sind auch die Schlanken nicht mehr auf der sicheren Seite.

Im Auftrag der Universität Cambridge untersuchten Wissenschaftler aus 17 Ländern zehn Jahre lang immer wieder eine Testgruppe von 220 000 Erwachsenen. Dabei wurde versucht, das Risiko für Erkrankungen infolge von Übergewicht mit drei verschiedenen Messarten vorauszusagen: mit dem Body-Mass-Index, mit der Messung des Bauchumfangs sowie mit dem Taille-Hüfte-Verhältnis. Dieses ist eine Fortführung und Verfeinerung der Bauchumfangmethode.

14 000 der Testpersonen erlitten in der Zeitspanne der Studie einen Herzinfarkt oder einen Schlaganfall. Keine der drei Methoden hatte beim Anzeigen des betreffenden Krank-

heitsrisikos überzeugt. Im Abschlussbericht empfahlen die Wissenschaftler 2011 dennoch, in Zukunft wieder den BMI zu bevorzugen. Nicht weil er besonders zuverlässig ist, sondern weil er einfacher anzuwenden ist als die anderen beiden Methoden. Übertragen auf die Vorhersage von Erdbeben bedeutet diese Schlussfolgerung, dass man drei Methoden zur Auswahl hat: den Wetterfrosch, die vom Computer berechnete Wahrscheinlichkeitsstatistik und den Bauernkalender. Keine ist annähernd zuverlässig. Aber der Computer ist am einfachsten zu bedienen.

Die meisten Dicken, die die Statistiken bevölkern, sehen eher so aus wie ich. Vielleicht ein paar Kilo mehr, vielleicht ein paar weniger. Ganz normale Menschen mit ganz normalen Körpern und ganz normalen Leben. Nur ein bisschen rundere Bäuche, massigere Beine, weichere Gesichter. Und doch machen wir der Allgemeinheit solche Angst. Wir sind die Epidemie. Wie kommt es, dass wir zu einer Bedrohung geworden sind?

Dicke wecken Urängste, sagt ein Freund. Menschen mit 150 Kilo machen uns nicht nur Angst, weil wir denken, Gott, was müssen die für einen Cholesterinspiegel haben. Es ist bedrohlich, wenn jemand so viel mehr Masse hat als du. Es ist, wie wenn du ein Eichhörnchen bist und plötzlich kommt ein Dinosaurier auf dich zu. Da ist es fast egal, ob es ein Triceratops ist oder ein Tyrannosaurus Rex.

«Warum nimmst du nicht einfach ab, wenn es dir so schwerfällt, dick zu sein?», hat mich einmal ein Tischnachbar gefragt. Bei einer Essenseinladung mit Freunden waren wir spätabends in ein Gespräch über das Thema geraten. Warum nehme ich nicht einfach ab, wenn es mir so schwerfällt, dick zu sein? Ich habe keine Antwort darauf. Keine, die in ein paar sympathische Sätze passen würde.

Ich will davon erzählen, was es bedeutet, dick zu sein. Ich will davon erzählen, weil so viele dick sind und darüber schweigen. So als ob das Erzählen nicht lohnt, weil sie ja schon bald schlank sein werden. Bald. Nach der nächsten Diät. Doch ich werde nie schlank sein. Ich habe alle Diäten schon gemacht und wieder zugenommen. Aber ich bin nicht mehr so dick geworden, wie ich einmal war, als ich mich nicht mehr erkannte.

Warum kommen hier fast nur extrem Dicke vor?

Ilka macht Diät. Heute hatte sie eine flache Tupperdose mit Obststücken dabei. Sonst isst sie zu Mittag immer zwei 5-Minuten-Terrinen. Eine mit Nudeln und eine mit Kartoffelpüree, das sie «Kartoffelpü» nennt wegen eines Witzes, an den ich mich nicht erinnere.

Am Telefon ist Ilkas Stimme freundlich und hoch. Sie benutzt einen singenden Tonfall, der Vertrauen schaffen soll. Vor kurzem hat sich Ilka selbständig gemacht. Demnächst kann sie bereits die ersten zwei Mitarbeiter einstellen, in Vollzeit. Ilka ist eine erfolgreiche Frau. Sie ist meine Büropartnerin.

Sonst weiß ich nicht viel von ihr. Auf private Dinge scheint Ilka wenig Wert zu legen, jedenfalls in unserer Bürogemeinschaft. Wenn ich mich auf dem Weg von der Kaffeemaschine in den Türrahmen lehne und frage, was sie gerade macht, scheint sie irritiert und zeigt keinerlei Interesse, ein wenig zu plaudern. Auch nicht am Morgen oder kurz vor Feierabend, wenn wir anderen manchmal ein paar Worte wechseln. Ilka arbeitet immer oder sie ist nicht da.

Einmal waren Ilkas Eltern zu Besuch. Sie sollten sich das neue Büro ihrer Tochter ansehen. Es war Nachmittag und der Besuch des Büros fiel in die Kaffee- und Kuchenzeit. Also hatte Ilkas Mutter ein Blech Pflaumenkuchen und Teller und Tassen für alle mitgebracht. Die Büropartner waren mit eingeladen. Während Ilka und ihre Mutter die Kaffeetafel auf Ilkas Schreibtisch aufbauten, saß der Vater schwer und schweigend auf dem staubigen Sofa in der Ecke. Wir anderen standen etwas beklommen im Weg herum. Ilkas Familie füllte das Büro. Die Frauen hatten inzwischen Gabeln, Servietten und Schlagsahne aus dem Auto herbeigeschafft.

Der Kaffee kam ausnahmsweise aus einer großen Thermoskanne, die Ilka irgendwo aufgefüllt hatte. Unsere Bürokaffeemaschine hätte nicht mithalten können.

Das Kaffeetrinken verlief zügig. Nach einer Weile gab Ilkas Vater ein unkendes Geräusch von sich, das sie veranlasste, ihm ein nächstes Stück auf den Teller zu schieben. Während wir schweigend kauten, beantwortete Ilka gewissenhaft die Fragen, die ihre Mutter mit träger Stimme stellte. Ja, den Bürostuhl hat sie neu gekauft. Nein, von den Fischen im Aquarium ist noch keiner gestorben. Einige Male kam das Gespräch auf Ilkas Schwester, die offenbar alles im Leben mit Erfolg anpackt und sehr attraktiv ist.

Danach verabschiedeten sich Ilka und ihre Eltern, die verkrümelten Teller und zerknautschten Servietten nahmen sie mit. Das Ganze dauerte vielleicht eine Dreiviertelstunde. Kaffee und Kuchen werden abgehakt, damit der Weg zum Abendessen frei ist, dachte ich, als ich an dem trockenen Blechkuchen kaute. Am nächsten Tag fragte ich Ilka, ob es ihren Eltern in Berlin gefallen habe. An die Antwort erinnere ich mich nicht, sie war wieder so einsilbig wie fast immer.

Als ich den Büroplatz zum ersten Mal besichtigte, fiel mir zuerst nicht auf, wie massig Ilka ist. Vielleicht, weil man es ihrem Gesicht nicht ansieht. Sie hat ein schmales Gesicht mit einer kantigen Nase. Kein Doppelkinn. Aber ihr Körper ist gigantisch. Ilka muss um die 150 Kilo wiegen. Dabei wirkt alles an ihr unnachgiebig und kompakt. Wenn man vor Ilka steht, ist es, als ob man vor einem Tresorschrank steht. Ilka ist Ingenieurin. Sie veranstaltet Schulungen für andere Ingenieure. Sie hat in wenigen Jahren ein eigenes Geschäft aufgebaut.

Ich denke oft über Ilka nach. Sie ist anders dick als ich. Es ist nicht nur das größere Gewicht oder der unterschiedliche

Kleidungsstil. Ilka trägt praktische Kleidung, hochgekrempelte Jeans und gestreifte Sweatshirts. Sie verzichtet auf Schmuck und schminkt sich nicht. Sie setzt äußere Zeichen nur sehr karg und tut nichts, um ihre Weiblichkeit zu betonen. An sonnigen Tagen fährt Ilka manchmal Fahrrad. Meist aber sitzt sie im Auto. Eigentlich wohnt sie ganz in der Nähe unseres Büros. Aber sie hat ein Pflegepferd am Stadtrand, das sie jeden Morgen vor der Arbeit besucht. «Das schaffe ich nicht ohne Auto», sagt sie. Auch ihr Auto ist groß wie ein Panzer. Manchmal frage ich mich, wie sie es schafft, auf ein Pferd zu steigen, aber die Frage verbiete ich mir gleich wieder.

Ilka beunruhigt mich. Auch Kiki Romeo beunruhigte mich. Es bestürzt mich, dass sie so riesig geworden sind und nichts dagegen unternommen haben. Ausgewachsene Dinosaurier. Sie wecken meine Angst, selbst ein Dinosaurier zu sein, und die Furcht, irgendwann auch zur vollen Größe auszuwachsen. Eine, vor der die anderen zurückweichen.

«Warum kommen hier fast nur extrem Dicke vor?», fragt meine Freundin Rosalie, die alles mitgelesen hat. «Warum machst du dir so viele Gedanken über Menschen, die doppelt so dick sind wie du? Dein Körpergewicht ist doch nicht für alles verantwortlich, was dir im Leben Mühe bereitet.» Rosalie ist von Natur aus ziemlich dünn. Sie hat ihren Körper noch nie besonders beachtet.

Die Massigkeit der Dicken spricht mich eher an. Ich finde sie nicht schöner als die Überschaubarkeit der Schlanken. Aber ich fühle mich in ihrer Nähe sicher. Sonst sind immer alle dünner, schmaler, zierlicher als ich. Neben jemandem, der schwer ist, entspanne ich mich, es entsteht sofort eine körperliche Verwandtschaft, eine unmittelbare Vertrautheit. Sie relativiert das Gefühl, einen zu großen Körper zu haben, das mich in Gegenwart von Schlanken fast nie verlässt. Doch ich wehre diese Vertrautheit ab.

Seit Jahren habe ich kaum mehr zugenommen. Aber die Veranlagung zum Dicksein erscheint mir unberechenbar. Sie ist eine Wahrheit, die jederzeit hervorbrechen kann. Auch wenn es mir gelingen würde, dreißig Kilo abzunehmen. Auch wenn ich mein Dicksein verschleiern könnte. Meine Schlankheit würde immer unstabil bleiben. Ich bin nicht zum Schlanksein geboren. Frauen wie Ilka und Kiki erinnern mich daran. Es gibt keinen Weg heraus. Ich habe das Zeug zum Dinosaurier und irgendein Eichhörnchen wird immer vor mir davonlaufen.

Wissenschaftlerinnen der Universität Yale befragten im Frühjahr 2006 im Internet 4283 Personen, was sie beim Stichwort «Übergewicht» denken und welche Opfer sie bringen würden, um nicht dick zu sein. Befragt wurden sowohl dicke als auch dünne Menschen. Mehr als die Hälfte der Antwortenden gab an, lieber ein Jahr früher sterben zu wollen, als mit Übergewicht zu leben. Ein gutes Drittel erklärte, lieber eine Scheidung erleben zu wollen, als Übergewicht zu haben. Jede fünfte Person gab an, lieber depressiv oder alkoholabhängig zu sein als übergewichtig. Fünf Prozent der Befragten wären bereit, ein Glied ihres Körpers einzutauschen, wenn ihnen dafür Schlankheit garantiert würde. Vier Prozent wären lieber blind als übergewichtig. Die Antworten fielen umso radikaler aus, je weniger Körpergewicht jemand hatte. Das Dicksein ist ein ungeheuer bedrohliches Symptom geworden. Furchterregend auch für die Schlanken.

Dicke haben mich nie interessiert. Ich sah mich nie als eine von ihnen. Ich hatte auch nie eine dicke Freundin. An meiner Schule gab es nur ein dickes Mädchen, Janina Rotinger, sie ging in meine Klasse. Janina hatte langes, aschblondes, schuppiges Haar und war sehr stolz auf ihre klirrende Sopranstimme. Wenn wir in den Pausen im Mädchen-WC vor dem Spiegel herumlungerten, sang sie immer «Words» von F.R.David von vorne bis hinten durch, den ganzen Text. Egal, ob es jemand hören wollte oder nicht.

Einmal war ich bei Janina Rotinger zuhause. Sie hatte zwei ältere Schwestern, die genauso albern waren wie Janina und noch mehr schnatterten. Alle hatten sie lange, glatte, schuppige Haare und mochten kitschige Dekorationen. Alle waren sie so dick wie Janina, auch die Mutter war rund wie eine Tonne. An dem Nachmittag, als ich dort war, gab es Käsefondue, um 16 Uhr. Die Rotingers waren Schweizer. Die Mutter lud mich ein, mitzuessen. Aus Höflichkeit nahm ich an, aber vor Ekel konnte ich kaum etwas herunterwürgen. Die Rotinger-Schwestern strichen den flüssigen Käse mit den Fingern von den Gabeln und leckten dann die Hände ab. Sie aßen den ganzen riesigen Schmelztopf leer. Der Rotinger-Vater war nicht dabei. Er musste an diesem Abend wieder länger arbeiten, darum gab es das Abendessen schon so früh. Manchmal trug Janina Rotinger in der Schule schwarze Leggins, die damals noch «Gymnastikhosen» hießen, und darüber einen hellen, grobmaschigen Pullover. Der Pullover war riesig und reichte über ihren gesamten Hintern. Bei Janina fiel mir zum ersten Mal diese typische Bewegung auf, die ich seither überall bei Dicken sehe. Kaum ist man aufgestanden, zieht man den Pullover über dem Hintern glatt. Eine zum Scheitern verurteilte Handlung, aber ein Beweis für die Hoffnung, dass man die immense Körpermasse durch geschickte Kleidung kaschieren könne.

Letzte Woche war ich auf einer Geburtstagsfeier. Viele Bekannte waren schon da. Auf Guntram wurde sehnlich gewartet. Guntram ist ein alter Freund des Gastgebers. Seit einiger Zeit hat Guntram einen kleinen Dackel. Als ich an der Tür klingelte, kam mir der Dackel hechelnd entgegen. Als er sah, dass es nicht Guntram war, bremste er enttäuscht ab und wackelte zurück an seinen Platz, zu Füßen von Guntrams Frau. Guntram war noch auf einer Tagung, er wollte später kommen. Bei jedem Gast, der eintraf, wiederholte der Dackel sein Schauspiel. Irgendwann begann er im Flur wie besessen zu bellen. Das stille Gesicht von Guntrams Frau hellte sich auf. Dann betrat Guntram den Raum, groß, dick und mit einem grauen Bart. Er stapfte quer durch das Grüppchen, in dem seine Frau saß, und küsste sie auf den Mund. «Sprecht ruhig weiter», sagte er. «Ich will erst mal essen.» Am Büfett lud er sich einen Teller voll mit Putenspießchen, Nudelsalat, Brot und Käse. Dann ließ er sich in den Stuhl fallen, der für ihn freigehalten worden war, und begann mit einer Hand zu essen. Die andere legte er auf den Oberschenkel seiner Frau und ließ sie dort. Guntram kam mir plötzlich vor wie ein Neandertaler. Er war in diesem Raum der Oberneandertaler. Derjenige, dem das größte Stück des Mammuts zusteht. Sobald er die Höhle betritt, rücken alle zur Seite und lassen ihn die saftigsten Stücke aus dem Tier reißen. Ich bekam eine ungeheure Wut auf ihn, auf seinen dicken Bauch, der sich über den Gürtel wölbte, auf seinen fettigen Mund, der genüsslich schmatzte, und auf seine dicken Finger, die auf dem schmalen Oberschenkel seiner Frau lagen, als seien sie dort festgewachsen.

Auf diese Weise können nur Männer dick sein. Sie nehmen sich einfach doppelt so viel Raum wie die anderen und denken sich nichts dabei.

Ich stellte meinen halbvollen Teller zur Seite. Guntram verdarb mir den Appetit. Er nahm mir zu viel Platz weg. Aber in dieser Höhle hatte ich keine Chance gegen ihn.

Männerkörper haben in unserer Gesellschaft eine andere Stellung als Frauenkörper. Das liegt daran, dass Männer diejenigen sind, die in der Öffentlichkeit die Blickrichtung bestimmen. Darauf hat man sich vor sehr langer Zeit geeinigt, und erst seit kurzem wird es manchmal in Frage gestellt. Die meisten Männer interessieren sich nicht besonders für andere Männerkörper. Sie interessieren sich allenfalls dafür, ob der andere stärker ist als sie. Ob sie es wagen können, ihm seine Position streitig zu machen.

Darum sind Männer oft auf eine andere Weise dick als Frauen. Viele sind es einfach, aber sie machen sich darüber nur wenige Gedanken. Nur sehr wenige hadern auf dieselbe Weise mit ihren Körpern wie Frauen, und oft nur, wenn sie sehr dick sind.

Sehr viele Männer gehen davon aus, dass ihnen selbstverständlich der bestmögliche Platz in ihrer Welt zusteht, ganz egal, ob sie groß oder klein, dick oder dünn sind. Sie nehmen sich das Recht, immer wieder um eine bessere Position zu kämpfen, wenn sich eine Gelegenheit dazu ergibt. Oft ist es wie ein Reflex oder wie ein Spiel. Die Frage, ob sein Körper einem Ideal entspricht, hat meist überhaupt keinen Einfluss darauf, ob ein Mann bereit ist, um eine bessere Position in der Welt zu kämpfen. Und es gibt nur sehr wenige Männer, groß oder klein, dick oder dünn, die bereit sind, ihren Platz preiszugeben, nur weil sie das Gefühl haben, ihr Körper sei nicht schön genug oder schlank genug, um irgendwo an erster Stelle zu stehen.

Das ist ein riesiger Unterschied zu Frauen. Nur sehr wenige Frauen gehen davon aus, dass ihnen der bestmögliche Platz in der Welt zusteht. Und kaum eine ist bereit, für diese Position zu kämpfen, wenn sie nicht absolut überzeugt ist, dass ihr Körper unangreifbar ist. Aber es gibt sehr viele Frauen, für die jedes Abweichen der Waage vom Idealgewicht eine Niederlage ist. Eine Niederlage, die sie immer wieder von neuem unsicher macht, ganz egal, welche Erfolge sie sonst erringen.

1969 veröffentlichte die deutsche Frauenzeitschrift *Brigitte* zum ersten Mal die «Brigitte-Diät». Sie bestand aus Ernährungsplänen für mäßige Portionen fettreduzierter Speisen mit viel Obst und Gemüse, die jede Leserin selbst zubereiten konnte. Im Zentrum stand das Kalorienzählen, später ist ein Augenmerk auf Kohlehydrate, Fett und «Energiedichte» dazugekommen. Bis heute gilt sie als eine der erfolgreichsten Diäten in Europa, sie wird von der Frauenzeitschrift mehrmals jährlich neu aufgelegt. Ihr Grundprinzip ist einfach. Früher war es unter der Bezeichnung FdH bekannt: Friss die Hälfte. Aber erst als Diät setzte es sich durch. Davor waren Abmagerungskuren vor allem etwas für dicke Fabrikdirektoren. Und Diäten etwas, das nur Kranke benötigten. Eine besondere, schonende Kost.

1960 war in Amerika die Pille auf den Markt gekommen, mit der Frauen Sex haben können, ohne davon schwanger zu werden. Ein Jahr später war sie auch in Deutschland erhältlich. Mit einem Schlag hatten Frauen die Kontrolle über ihren Körper in der Hand. Mit einem Schlag waren sie nun selbst für ihr Glück verantwortlich. Seither benötigen sie dafür nur noch ein paar Sekunden am Tag und ein Glas Wasser zum Herunterschlucken. In den 1960er Jahren wurde der junge, schlanke, nichtschwangere Körper zum Standard und zum Ideal. Er war immer freizügiger, immer häufiger und bald überall öffentlich zu sehen. Frau zu sein bedeutete nun nicht mehr automatisch, irgendwann Mutter zu werden und dann auch so auszusehen. Die Kontrolle des eigenen Körpers wurde zur Voraussetzung, wenn eine Frau ein modernes Leben führen wollte.

Mit einer Diät konnte man am modernen Leben teilhaben, egal, ob man Mutter war oder nicht. Es wurde zu einer anerkannten Leistung, seinen Körper schlank und jugendlich zu halten, egal, ob und wie viele Kinder man zur Welt gebracht hatte. Es wurde salonfähig, sich ständig mit seiner Figur zu beschäftigen. Man hatte keine Scheu mehr, andere daran teilhaben zu lassen. Alle konnten sich nun ständig miteinander vergleichen. Man gewöhnte sich an die Selbstzweifel wegen seiner Figur. Vielleicht wurde man als Frau jetzt, da man über seinen Körper herrschen konnte, in vielen Fällen auch erbarmungsloser gegen sich selbst und andere.

Zum modernen Leben gehörte es auch, nicht mehr jede Mahlzeit von Grund auf und mit frischen Zutaten zuzubereiten. Wer etwas auf sich hielt, begann, sich an vorgefertigte Nahrung zu gewöhnen.

1980 stellten die amerikanischen Gesundheitsbehörden neue Ernährungsrichtlinien für die Bevölkerung vor. Dadurch trat der BMI ins allgemeine Bewusstsein. Aber erst 1984 begannen die Gesundheitsbehörden die Verbreitung von Übergewicht systematisch zu untersuchen. «Dick» und «dünn» waren nun nicht mehr bloß zwei gegensätzliche Möglichkeiten des menschlichen Körpers. Sie wurden zu Polen. Einer war «positiv», der andere «negativ».

Es überrascht mich, dass Ilka Diät macht. Ich dachte nicht, dass Ilka eine der Frauen ist, die an ihrem Körper zweifeln. Es kam mir eher so vor, als hätte sie ihn der Betrachtung entzogen, wie ein Tabu. Ein Sperrgebiet, das auch sie selbst nur selten betritt. Die Kompaktheit von Ilka, ihre Eindeutigkeit und Bestimmtheit in den wenigen Diskussionen, in denen ich sie erlebte, haben mich in die Irre geführt. Ich dachte, das Panzerartige sei Ilkas Strategie. Eine von unzähligen Strategien, mit denen Frauen versuchen, in unserer Gesellschaft mit ihren Körpern zu bestehen.

72 von 100 Frauen in Deutschland haben in ihrem Leben mindestens einmal eine Diät gemacht. In der Schweiz und in Österreich sind die Zahlen ähnlich. Bei den Männern sind es jeweils ungefähr halb so viele. Das heißt, mehr als jede zweite Frau und mehr als jeder vierte Mann in unserer Gesellschaft empfinden ihren Körper infolge seines Umfangs und seiner Veranlagung als mangelhaft und verbesserungswürdig. Oder als gefährdet. Die Sorge um die eigene Gesundheit ist in den letzten Jahren dazugekommen. Die Unzufriedenheit betrifft nicht nur die Dicken. Aber fast alle von ihnen. Dicksein bedeutet fast immer, schlank sein zu wollen.

Doch eine Diät verrät so viel Schwäche. Mit dem Bekenntnis zu einer Diät macht man sich angreifbar. Mit einer Diät gibt man seinen gegenwärtigen Körper preis und versucht, ihn vor aller Augen gegen einen besseren einzutauschen. Eine der Paradoxien des Dickseins ist, dass kaum jemand die Angriffsfläche nutzt. Wer Diät macht, wird ermutigt. Auch deshalb fühlt man sich gleich stärker, wenn man damit beginnt. Man nimmt das Problem jetzt in Angriff. Ab jetzt ist es nur noch eine Frage der Zeit, bis man schlank und makellos ist. Bis man nicht mehr angreifbar ist. Bis man zu denen gehört, deren Leben schon begonnen hat. Man erfährt nie so viel Zuspruch, wie wenn man Diät macht. Und man glaubt das tatsächlich jedes Mal wieder: Jetzt ist es nur noch eine Frage der Zeit, bis ich schlank bin und mein Leben richtig beginnt. Wie oft habe ich das schon gedacht seit meinem elften Lebensjahr?

Wenn man dick ist, schränkt sich der Kreis derer, die an einem als Liebespartner interessiert sind, ein. Dicksein heißt nicht, dass einen niemand attraktiv findet und man keine Liebe erfahren kann. Weder bei Männern noch bei Frauen. Aber es heißt, dass viele Blicke, die schlanke Menschen, nicht nur Frauen, ganz automatisch streifen, bei einem ausgesetzt werden. Sie werden weniger, je dicker man ist. Eine schlanke Frau auf der Straße wird fast automatisch mit einem kurzen, zuerst unverbindlichen Blick gestreift. Sie wird getestet. Dicksein, das über ein bestimmtes Maß hinausgeht, wird zum Ausschlusskriterium für diesen unverbindlichen Blick, das gilt auch für Männer. Auch Frauen schätzen Männer mit kurzen Blicken ab, aber beiläufiger. Doch das Resultat bleibt gleich: Im Spiel der spontanen erotischen Signale ist ein Körper umso unsichtbarer, je dicker er ist.

Als ich dicker war, schaute mir der Gemüsemann nicht nach, wenn ich aus dem Laden ging. Er war korrekt, aber nicht freundlich, wenn er mir Tomaten abwog oder Birnen einpackte. Als ich dicker war, war ich froh darüber. Auch heute bin ich manchmal froh, wenn ich auf der Straße unterwegs bin und niemand etwas von mir will – nicht einmal einen unverbindlichen Blick auf mich werfen. Mit Größe 44 kann ich die Blicke lenken. Trage ich Jeans, bin ich unsichtbar. Trage ich Röcke, gucken die Männer hin. Je nachdem, wie ich reagiere, bleibt ihr Blick länger oder kürzer bei mir. Nicht alle schauen hin. Aber genügend für meinen Geschmack. Es kommen etwa so viele Männerblicke, wie ich ertragen kann. Hin und wieder macht einer ein unwilliges, abschätziges Geräusch mit den Lippen, wenn er mich sieht. Er hat dann wohl hingeschaut, und was er sah, hat ihm nicht gefallen. Größe 44 scheint ideal für mich. Es ist die Größe, die ich ausfüllen kann.

Als häufigste Konfektionsgröße von Frauen in Deutschland gilt die 38. Jede fünfte Frau trägt sie. An zweiter Stelle steht Größe 40 mit 19 Prozent, dahinter Größe 42 mit 18 Prozent. Etwas mehr als jede zehnte Frau trägt Größe 44. Konfektionsgrößen unter 38 und über 46 sind fast gleich selten, sie liegen im einstelligen Prozentbereich.

Es gibt Männer, die sagen, dass sie von einer dicken Frau nicht sexuell erregt werden können. Es ginge einfach nicht. Das Bild, das sie brauchen, um Lust zu empfinden, wird von diesem Körper nicht erzeugt. Einige nehmen das einfach hin und sehen sich nach schlanken Frauen um. Für andere sind dicke Frauen ein Ärgernis, eine Bedrohung, eine Zumutung an ihre Potenz. Eine Beleidigung, dass ihnen eine Frau das kurze Pochen zwischen den Beinen vorenthält, das ihnen sonst das Funktionieren der Männlichkeit bestätigt, fast von allein. Die Bilder, die wir uns von idealen Körpern machen, sind stark von der Kultur beeinflusst. Aber das zählt hier nicht. Pochen oder nicht pochen ist eine Frage von ein paar hundertstel Sekunden, dann ist das Urteil gefallen.

Janina Rotingers beste Freundin war Sabine. Sabine war schlank, aber sie hatte schlimme Akne und immer kalte, feuchte Hände. In Französisch und Mathematik saß sie neben mir. Sie richtete ihre Bücher stets rechtwinklig zum Pult aus, die Stifte parallel nebeneinander, und wenn ich diese Ordnung musterte, weil sie mir blöd vorkam, lächelte Sabine entschuldigend und machte mir für irgendetwas ein Kompliment.

Sabine gehörte zu den Verlierern. Sie wohnte mit ihrer Mutter und ihrer Schwester allein in einer Neubauwohnung hinter dem Bahnhof. Manchmal gingen wir am Nachmittag dorthin, weil ihre Mutter arbeitete und wir unsere Ruhe hatten. Die Wohnung war kalt vom vielen Lüften und picobello aufgeräumt. Aber der Rauchgeruch hing in den Wänden und den Möbeln und ließ sich nicht mehr aus dem Stubenfenster scheuchen. Immer wenn ich an Sabine denke, denke ich an kalten Zigarettenrauch. Sabines Schwester wurde mit 17 schwanger, aber sie brachte trotzdem die Schule zu Ende und machte Abitur. Dieser Umstand wurde im Dorf mit einer gewissen grimmigen Bewunderung quittiert. Aber zu den Außenseitern gehörten die drei trotzdem und alle fanden es selbstverständlich, dass Sabine die einzige richtige Freundin von Janina war.

Gegen Ende der Schulzeit, als Janina schon lange in eine andere Klasse ging, sah ich sie noch einmal an der Tramstation. Sie hatte Dutzende von Kilos abgenommen und war ganz schlank. Die Albernheit ihres Wesens war in ihrem nun hübschen, feinen Gesicht viel deutlicher zu sehen als früher, wo sie nur eine Ahnung gewesen war. Eine geistlose Herablassung war dazugekommen. Janina war stolz auf ihren neuen Körper, wie sie schon immer stolz auf ihre Sopranstimme gewesen war. Als ich an ihr vorbeiging, nickte ich ihr nur kurz zu.

Unsere Gesellschaft setzt Dicksein mit selbst verschuldetem Kontrollverlust gleich, mit Sichgehenlassen. Wer sich gehen lässt, ist gefährlich und soll zum Außenseiter werden. Je

komplexer die Welt ist, desto wichtiger die Kontrolle. Sichgehenlassen ist unerwünschtes Verhalten. Je komplexer die
Welt, desto mehr extrem Dicke gibt es. Besteht zwischen
beidem ein Zusammenhang?

Von den Menschen, die an der Komplexität der Welt scheitern, erfahren wir oft in den vermischten Seiten oder in den
Sensationsmagazinen im Fernsehen. Dort treffen wir auch
die extremsten Dicken an. Wir erfahren, dass wieder jemand
mit dem Kran aus seiner Wohnung gehievt werden musste
oder seinen Fernsehsessel 23 Jahre nicht verlassen hat. Wir
hören, dass jemand im Flugzeug für zwei Sitze hätte bezahlen
sollen, weil er nicht in einen hineinpasste. Im Oktober 2010
erfahren wir, dass zwei Busfahrer im englischen Blackpool
entlassen wurden, weil sie zu dick waren und sich weigerten,
eine Diät zu machen. Die Geschichten rücken immer näher.
In Zürich müssen städtische Bus- und Straßenbahnchauf-
feure mit einem Body-Mass-Index von über 35 mit einem
Ernährungs- und Bewegungsprogramm Gewicht abbauen.
Wer nicht mitmacht oder scheitert, verliert seine Stelle.
   Solche Geschichten erscheinen uns oft skurril. Aber sie
lagern sich in uns an. Sie tragen zu einem Bild bei, das immer
mehr Raum einnimmt. Menschen, die zu dick sind, drohen
aus der Gemeinschaft herauszufallen oder hinausgedrängt
zu werden.

Im Mai vor einem Jahr bin ich unterwegs zu einer Brunch-
Einladung. Es ist einer der ersten sonnigen Tage des Früh-
lings. Ich trage einen schönen Rock, der bis übers Knie
reicht, und meine schwarzen Stiefel. Es ist meine Lieblings-
kombination in diesen Monaten. Seit einiger Zeit passe ich in
Größe 44. Das bedeutet, dass ich wieder Röcke tragen kann,
weil auch meine Beine schlanker geworden sind. An einer

Kreuzung kommen zwei junge Mädchen aus einer Seiten-straße auf mich zu. Für eine Sekunde überlege ich, ob ich einen Schlenker machen soll, damit sich unsere Wege nicht kreuzen. Frauen weiche ich auf der Straße hin und wieder aus. Manchmal ertrage ich nicht diesen einen, abschätzenden Blick, mit denen sie die Entgegenkommenden von oben bis unten mustern. Aber bei den beiden jungen Mädchen kommt es mir jetzt blöd vor und ich gehe geradeaus an ihnen vorbei. «Iih, ist die dick», sagt eines der Mädchen laut. Eine heiße Welle schießt in mir hoch. Mein Kopf produziert fieberhaft Gedanken, um mich zu schützen. Für so junge Mädchen ist Schlankheit ein zentrales Thema. Schlankheit ist die Norm. Über die Anpassung an die Norm müssen sie zu sich selbst finden. Erst dann können sie Abweichungen akzeptieren. Eine Frau wie ich, die dicker ist und trotzdem einen Rock trägt, muss für sie eine Provokation sein. Ich muss ihnen falsch vorkommen. Das müssen sie laut aussprechen, um sich gegenseitig zu versichern, dass sie die Abweichung von der Norm erkannt haben. Sie müssen mich laut verurteilen, um sich ihrer selbst sicher zu sein. Trotzdem schaue ich mich im nächsten Schaufenster genauer an. Ich finde immer noch, dass der Rock und die Stiefel gut aussehen. Aber meine Si-cherheit an diesem Tag ist weg. Die beiden Mädchen haben mich verletzt. Sie haben mein Abweichen von ihrer Norm laut ausgerufen, in der Absicht, mich zu kränken. Sie glaub-ten sich im Recht. Nach den Maßstäben der Allgemeinheit haben sie Recht. Nicht nur damit, dass ich dick bin. Vor al-lem damit, dass ich «Iih» bin.

Gibt es eine Frau, die sich vor dem Iih nicht fürchtet? Auch Männer fürchten sich vor ihm. Aber erst, wenn sie wirklich sehr dick sind. Frauen fürchten sich schon als Kind davor und oft ein Leben lang.

Meine Freundin Bettina trägt schmale Hosen und eine gestrickte Mütze aus den Sechzigerjahren. Sie liebt die Sechzigerjahre, obwohl sie damals noch gar nicht geboren war. Bettina ist Sprachwissenschaftlerin. Im Moment lebt sie von Arbeitslosengeld, aber das hindert sie nicht daran, gelegentlich mit mir essen zu gehen. Dafür spart sie. Eingeladen werden will sie nie. Demnächst hat Bettina zum zweiten Mal einen kleinen Lehrauftrag an einer Hochschule, ein Seminar über Schlagertexte aus den Fünfziger- und Sechzigerjahren. Ein ideales Thema für Bettina. In drei Wochen beginnt das Semester. Bettina bestellt nur einen kargen Salat. Ich bitte sie, sich nicht wegen des Geldes zu beschränken. Aber das ist nicht der Grund für den Salat. Bettina will noch zwei Kilo abnehmen. «Meine Studentinnen sind alle viel jünger als ich», sagt sie. «Da will ich wenigstens eine gute Figur haben.» Mehrere Wochen wird sie darum kämpfen, in Größe 36 zu passen, statt in 38 wie sonst. Die inhaltliche Vorbereitung des Seminars erledigt sie ohne Mühe. An die Kilos, die noch nicht weg sind, denkt sie jeden Tag. Bettina versucht, ein möglichst kleines Eichhörnchen zu sein. Meist bestelle ich mir mit ihr auch nur Salat.

Auch Bettinas Freund Silvan hat Diät gemacht. In seiner Jugend war er ein zarter, hochgewachsener Mann. Als Erwachsener wurde sein Körper schwer und kräftig, nur das Gesicht ist fein geblieben. Bettina verliebte sich schnell in ihn, aber sie wollte keinen dicken Mann. Sie forderte ihn auf, zwanzig Kilo abzunehmen, damit sie zusammenkommen könnten. Mehrere Monate lang aß Silvan nur Kohlsuppe und trank Wasser, bis er wieder so schmal aussah wie als junger Mann. Seither ist er mit Bettina glücklich. Die Kilos hat er alle wieder zugenommen. Bettina hat aufgehört, ihn deswegen zu verspotten. Nur wenn sie mit Freunden unterwegs sind, macht sie manchmal eine Bemerkung deswegen. Seit er wieder zugenommen hat, ist Silvan in Bettinas Hand.

Eine Nachbarin trug, als sie ihr erstes Kind geboren hatte, fast ein Jahr lang nur formlose Oberteile und weite Hosen. «Das ist doch einfach nicht schön mit diesem Bauch», sagte sie. Durch die Schwangerschaft hatte sie vielleicht zehn Kilo zugenommen. Der neue Körper muss ihr fremd gewesen sein, wie ihr das Leben als Mutter fremd war. Sie begann eine Diät. Sie wollte wieder ihre früheren, eng anliegenden Oberteile in Größe 38 anziehen können, oder wenigstens etwas in ähnlichem Stil. Inzwischen hat sie die Kilos fast alle wieder abgenommen, nur ein wenig Bauch ist ihr geblieben. Damit hat sie sich abgefunden, schließlich ist sie Mutter. Aber bevor sie heute eine Essenseinladung annimmt, plant sie die Sportstunde schon ein, um die zusätzlichen Kalorien gleich abzutrainieren. Es ist die einzige Zeit, die sie für sich selbst in Anspruch nimmt. Es verunsichert meine Nachbarin, dass ich anliegende Oberteile trage, obwohl auch mein Bauch nicht flach ist. Sie sieht, dass es nicht abstoßend aussieht. Aber es widerspricht dem, was sie seit ihrer Kindheit gehört hat. Dass man Fettpolster verstecken muss, wenn man sie schon nicht loswird. Dass Leute wie wir sich immer und überall selbst beherrschen müssen. Leute, die schon vom Hinsehen zunehmen, wie sie es formuliert. Manchmal, wenn ich von ihr weggehe, fühle ich mich in meinem engen Pulli plötzlich nicht mehr wohl.

Die Studie der Wissenschaftlerinnen aus Yale aus dem Jahr 2006 hat auch gefragt, welche charakterlichen Eigenschaften mit der Figur eines Menschen in Verbindung gebracht werden. Sie befragten über viertausend Menschen aller Gewichtsklassen und alle hatten erhebliche Vorurteile gegen

Übergewichtige. Am stärksten brachten sie die Attribute «faul» und «schlecht» mit Dicken in Verbindung, gefolgt von «unattraktiv» und «sozial unerwünscht». Die negativen Erwartungen waren stärker, je schlanker die befragten Personen waren. In erster Linie hängt die Beurteilung von Übergewicht von der Kultur der Befragten ab. Bei weißen Frauen fällt sie am negativsten aus. Das hat ein anderes Team an der Universität Yale 2006 in einer Befragung ermittelt. In beiden Studien bezogen sich die Fragen auf den Begriff «Übergewicht» insgesamt und es wurde nicht zwischen moderatem Übergewicht und extremer Fettleibigkeit unterschieden.

«Das verstehe ich nicht», sagt Rosalie. «Diese Ablehnung ist doch nur in euren Köpfen.» Rosalie sagt, ihr sei bisher nicht aufgefallen, dass ich gar nicht schlank bin.

«Es ist doch egal, ob irgendwelche Teenager finden, dein Arsch sei nicht in Ordnung», sagt sie. «Ach, Rosalie», will ich zu ihr sagen. «Du kannst doch gar nicht mitreden. Dein Arsch ist noch nie an einer Kleidergröße gescheitert. Dir fehlt einfach eine bestimmte Schneise in der Seele.» Doch ich finde nicht die richtigen Worte. Ich will ja nicht das Dicksein verteidigen. Ich will sagen, dass Dicksein etwas anderes bedeutet als das, was die Allgemeinheit darin sieht. Dass es überbewertet wird. Dass diese Überbewertung die Köpfe krank macht. Sie macht auch meinen Kopf krank.

Jedes Mal, wenn ich eine sehr dicke Frau oder einen sehr dicken Mann sehe, muss ich die Sätze in meinem Hirn einzeln überprüfen, um ihnen dann den Zutritt zu erlauben oder zu verwehren. Die ist ja ganz nett. Warum ist sie bloß so dick? Die wäre ja ganz hübsch. Wenn sie nur zehn Kilo abnehmen würde. Der sieht gut aus. Aber er hat einen hängenden Bauch. Es sind zerstörerische, hartnäckige Gedanken. Ich weiß, dass viele Leute auch über mich so denken. Dieses Denken führt nirgendwo hin. Aber ich werde es einfach nicht los.

Frauen wie mich sehe ich nie in Zeitschriften. Models tragen Größe 32 bis 34. Ab 38 gilt eine Größe in einer Modeproduktion als «Plus Size», als Übergröße.

Einige Frauenzeitschriften bringen manchmal Modestrecken mit Models, die Größe 40 oder 42 tragen. Diese Bilder sagen immer das Gleiche: Auch mollige Frauen können gut aussehen, wenn sie nur ihre ärgsten Mängel geschickt genug verstecken. In solchen Geschichten heißt dick immer «mollig». Und es geht immer darum, «Pölsterchen» zu kaschieren. Wenn ich in Zeitschriften Bilder dickerer Frauen sehe, die gut aussehen, kann ich nicht anders, als mich daran zu weiden. Wenn ich solche Bilder sehe, fühle ich mich sofort besser. Bei normalen Modebildern passiert mir das nie, sie sind für mich so uninteressant wie der Schraubenkatalog eines Baumarktes.

Man ist mit so wenig zufrieden, um sich selbst in einem Spiegel wiederzufinden. Um sich auf einem Bild zu erkennen. Es ist kein Wunder, dass einem die eigene Figur immer bloß als temporärer Zustand erscheint. Man sieht so wenig positive Bilder. Man kann nie eine stabile Vorstellung von sich selbst entwickeln. Und irgendwo im Kopf lebt immer diese Hoffnung fort, irgendwann, mit einem ganz besonderen Trick, doch noch schlank werden zu können.

Ich weiß nicht, ob Bilder, die man von seinesgleichen sieht, auch für Männer eine solche Bedeutung haben. Wahrscheinlich werden sie manchmal neidisch, wenn sie männliche Models mit ihren Waschbrettbäuchen und den strammen Schultern sehen. Aber ich vermute, dass sie nicht so direkt von den

Models auf sich selbst schließen, wie es viele Frauen tun. Womöglich sind Männer in dieser Hinsicht klüger. Sie suchen sich ihre Konkurrenten aus und halten sich an die, gegen die sie eine reale Chance haben. Sie vergeuden nicht so viel Energie mit Kämpfen, die sie sowieso nicht gewinnen können.

«Komm, lass uns zusammen dick werden», sagte mein Mann zu mir, als wir uns erst ein paar Wochen kannten. Nach einem Spaziergang in der kalten Wintersonne saßen wir in einem Lokal und bemerkten beide gleichzeitig, dass wir jetzt keinen Kuchen wollten, sondern ein Gulasch. Mein Mann ist groß und schlank mit einem kleinen Bauch. Seit einigen Jahren isst er weniger als ich, er weiß selbst nicht, wieso. Nur Süßigkeiten verschlingt er immer tütenweise. Wenn er sie weglässt, verliert er sofort an Gewicht. Er kritisiert mich nie, wenn ich dicker werde oder ohne Maß esse. Es scheint ihm so viel leichter zu fallen als mir, meinen Körper so zu mögen, wie er gerade ist.

Kann man auf die richtige Weise dick sein?

Das erste Mal auf Diät war ich mit elf Jahren. Meine Mutter war immer froh, wenn ich Diät hielt. Wenn ich Diät machte, war ihr keine Mühe zu groß. Sie kochte dann immer für mich extra. Sie wog Vollkornnudeln und Quark, Gemüse und Hähnchenfleisch exakt ab. Sie würzte alles liebevoll und erfand jeden Tag neue, kalorienarme Speisen für mich. Für die anderen kochte sie normal. Sich selbst schöpfte sie am Esstisch kaum etwas auf den Teller. Aber sie war zufrieden, wenn alle Schüsseln leergegessen wurden. Jedenfalls solange nicht ich mir daraus nachnahm. Für die Mahlzeiten stand sie stundenlang in der Küche, jeden Tag. Selbst aß sie fast nichts. Und nie, wenn jemand dabei zusah. Erst am Abend, wenn das Haus schon dunkel war, setzte sie sich mit ein paar Schnitzen Apfel vor den Kamin und hörte klassische Musik.

Mager wurde sie dadurch nie. Dafür sind ihre Hände zu groß, die Waden zu kraftvoll. Es ist das Erbe ihrer bäuerlichen Vorfahren. Aber der Bauch meiner Mutter ist flach, ihre Taille eng. Dafür hat sie ihr ganzes Leben gekämpft, mit ihren Äpfeln.

Es gibt so viele Frauen wie meine Mutter. Frauen, für die alles an Wert verliert, wenn es Fett enthält, auch Menschen. Fett macht meiner Mutter Angst. Es stößt sie ab. Am liebsten würde sie es verbieten. Erst recht das Fett an ihrem eigenen Körper. Sie verbot das Fett an meinem Körper.

Lange konnte ich nicht zugeben, dass ich gerne schlanker wäre, wenigstens ein bisschen. Schlanker sein zu wollen wäre eine Niederlage gewesen, vor den anderen und vor mir selbst. Es hätte bedeutet, dass ich nicht stark genug bin, dick zu sein. Dass ich es nicht durchstehe, mir nicht vorschreiben zu lassen, wie mein Körper auszusehen hat. Dass ich mich dem Blick der anderen gebeugt und aufgegeben habe. Dass ich die Erwartungen erfülle, die jeder an einen hat, wenn man dick ist: dass man sich selbst dafür hasst.

Was ich immer wollte, ist beides: essen können und nicht angreifbar sein. Irgendwie hätte das auch bedeutet, dass ich meine eigene Maßlosigkeit akzeptieren kann. Dass ich bereit bin, ihre Folgen zu tragen. Dicksein war für mich immer auch eine Frage der Selbstbehauptung.

Irene erzählt mir eine Geschichte: Als Peter und sie heirateten, baten sie seinen Freund Arne, der Trauzeuge zu sein. Peter hatte viel von Arne erzählt. Er war früher immer ein bisschen neidisch auf ihn gewesen, weil Arne einen wahnsinnigen Erfolg bei Frauen hatte. Der knackt jede sofort, sagte Peter immer voller Bewunderung, wenn er von Arne sprach. Peter ist eher schüchtern. Als Irene Arne dann kennenlernte, mochte sie ihn sofort und konnte sich auch vorstellen, dass er gut ankommt. Obwohl sie ihn überhaupt nicht erotisch fand. Aber er konnte sehr strahlen, er war begeisterungsfähig und warmherzig. Er ist einer der Männer, bei denen man spürt, dass sie Frauen brauchen, sagt Irene. Arne mochte sie auch gleich. Als Freundin seines besten Freundes war sie für ihn tabu, das machte ihr Verhältnis angenehm und herzlich. Arne wohnt ein paar hundert Kilometer entfernt. Am Tag vor der Hochzeit traf er bei Peter und Irene ein. Während sie schon ins Bett ging, schauten Peter und Arne im Nebenzimmer noch alte Fotos an und unterhielten sich. Mitten in der Nacht wachte Irene von ihren Stimmen auf, obwohl sie leise sprachen, um sie nicht zu wecken. Sie hörte, wie Peter Arne ein Bild von Melina zeigte. Mit Melina hatte er eine sehr leidenschaftliche, unglückliche Affäre, als er Irene kennenlernte. Eine Zeitlang war er mit beiden Frauen unterwegs. Richtig auf Irene einlassen konnte sich Peter erst, als Melina mit ihm Schluss gemacht hatte. Irene spürte, dass das nichts mit ihr zu tun hatte. Melina erinnerte Peter sehr an seine erste Frau, mit der er eine quälende Beziehung gehabt hatte und die immer noch ihren Schatten über ihn warf. Sich auf Irene einzulassen bedeutete für Peter, sich vom Schatten seiner Exfrau zu verabschieden, damit konnte sie leben. In der Fotokiste waren die Männer auf das Foto von Melina gestoßen. Irene hörte, wie Arne sagte: «Sie sieht besser aus als Irene.» Er sagte das als nüchterne Feststellung, es lag überhaupt keine Bewertung von Irenes Person in seinem Tonfall. Faktisch stimmte es auch, das wusste sie. Melina hatte Kulleraugen, eine ganz zarte Haut und einen lustigen, neckischen Blick, sie war sehr anziehend. Irene wusste, dass sie selbst von Peter geliebt wurde, dass sie ihm gefiel und dass er sie begehrte. Sie wusste, dass Arne sie mochte und Peter beglückwünschte, weil er sie zur Frau bekam. Seine Bemerkung nahm ihr dennoch die Luft, sagt Irene. «Sie zeigte so genau, wie es läuft. Als Frau wirst du bewertet. Und sogar wenn diejenigen, die dich bewerten, dich sehr gerne mögen oder sogar lieben – sie bewerten dich. Wenn sie dich lieben, hat die Bewertung keinerlei Auswirkungen auf dein Leben oder darauf, ob man dir treu ist oder dich betrügt. Aber sie bewerten dich, immer.» Wenn sie ehrlich sein soll, sagt Irene, ist sie über diese Bemerkung nie hinweggekommen.

Einmal war ich bei einer Selbsthilfegruppe für Anonyme Esssüchtige. Es hat eine Weile gedauert, bis ich mich überwinden konnte, dort hinzugehen. Das Treffen fand in einem Mehrzweckgebäude statt. Auf dem Weg durch das Treppenhaus standen überall Aufsteller und Schilder, die auf den Meetingraum hinwiesen. Das fand ich tröstlich. Das Treffen war also für Leute wie mich, Leute, die den Weg auch nicht kennen. Mir war nicht wohl in dem Treppenhaus. Als Esssüchtige, die Hilfe braucht, habe ich mich nie gesehen. Aber mir ging es nicht mehr gut. Ich wurde immer dicker und konnte nichts dagegen tun. Diäten brach ich schon am zweiten Tag ab. Mein Kopf erlaubte sie nicht. Ich hatte das Gefühl, dass mir alles entglitt.

In dem Meetingraum saßen erst wenige Leute um einen großen Konferenztisch. Ich grüßte schüchtern und setzte mich auf einen Stuhl weit weg von der Tür. Nach ein paar Minuten kam der Leiter der Gruppe, um mich zu begrüßen. Er war ein großer, sehr dicker Mann in meinem Alter mit einer Achtzigerjahrebrille. Ich war mir nicht sicher, ob sie ein mondänes Statement war oder einfach nur altmodisch. Er gab mir ein paar Informationspapiere, auf denen stand, wie diese anonyme Gruppe funktionierte. Dazu noch ein kleines Faltblättchen mit positiven Bekräftigungen, die er selbst zusammengestellt hatte.

An die anderen Leute erinnere ich mich kaum. Mir gegenüber saß eine Frau aus Russland, die alle zu kennen schienen. Sie hatte Heuschnupfen und als sie an der Reihe war, erzählte sie, dass sie am liebsten «mit einer Kalaschnikow auf die Pollen schießen» würde. Jedes Wort, das sie sagte, war mir unangenehm. Jedes Wort erschien mir laut und bloß aufgesetzt. Gleichzeitig bitter und voller Überheblichkeit. Eine egomanische Selbstdarstellerin. Besonders dick war die Frau auch nicht. Der Leiter der Gruppe meldete sich häufig zu Wort. Jedes Mal, bevor er etwas sagte, stellte er sich erneut mit seinem Namen vor und hängte die Worte «Ich fraß und soff und ging zu Huren» an. Mir waren alle Leute hier unsympathisch. Ich hatte nichts mit ihnen gemeinsam. Ich war mir selbst unsympathisch in dieser komischen hilflosen Rolle, in die ich mich hineingesteigert hatte. Trotz aller Verzweiflung widerstrebte es mir zu sagen, ich sei der Fress-sucht gegenüber machtlos.

Ich glaube nicht, dass ich machtlos gegen das Essen bin. Nicht einmal, dass ich fresssüchtig bin. Ich glaube, dass das Essen und das Dicksein meine Art der Rebellion sind und dass ich lange keinen Weg fand, sie in sinnvollere Bahnen zu lenken. Die Geschichte von Irene schmerzt mich, als hätte ich sie selbst erlebt. Sie hat etwas damit zu tun, wieso ich dick bin. Wieso ich dick geworden bin. Wieso ich dick blei-ben werde.

Ich trage eine Skala auf meinem Körper, die für jeden sofort sichtbar ist. Für Männer sowieso und für Frauen erst recht. Jeder, der mich sieht, erkennt mit einem Blick, wo auf dieser Skala ich stehe. Je dicker ich bin, desto tiefer bin ich auf die-ser Skala. Das gilt für alle Frauen. Die Figur ist das Haupt-merkmal, Alter und Entstellungen kommen dazu. Die Skala ist verbindlich. Was in mir drin ist, hat beim ersten Blick kei-nen Einfluss darauf. Auch auf mich selbst nicht, wenn ich mich im Spiegel sehe. Ich habe die Skala von Kind auf ge-lernt. Ich wusste, dass ein flacher Bauch besser ist als ein ge-wölbter Bauch, lange bevor ich merkte, dass es Leute gibt, die von Natur aus kaum dick werden können. Ich fand es wie alle anderen natürlich, dass Sabine mit ihren feuchten Händen und der schweren Akne die einzige richtige Freun-din von Janina war, der dicken Janina mit ihrer enervieren-den Sopranstimme.

Vernünftig wäre es, mich auf dieser Skala aufzuwerten. Alles zu tun, um schlanker zu werden, schöner zu werden, meine Jugend zu betonen. Es ist das, was fast alle Frauen tun, um auf dieser Skala so weit oben wie möglich zu stehen. Das ist die erprobte Methode. Der gutgeheißene Weg. Das, was uns die Zeitschriften, die Filme, die Fernsehshows, die Blicke der anderen lehren. Auch ich folge ihnen, so gut ich kann, mit meinen Röcken, meinem Schmuck, der Frisur, die meine Augen betont. Und doch ist die Skala wie ein Dorn in meinem Fleisch. Ich kann sie nicht mit meiner Vorstellung von Selbstbestimmung und Souveränität vereinbaren. Mich völlig auf diese Skala einzulassen würde bedeuten, mich von der Bewertung anderer Leute abhängig zu machen. Es ist die größte innere Abhängigkeit, die ich mir vorstellen kann. Das will ich nicht akzeptieren. Mit meinem Dicksein verweigere ich mich dieser Skala. Aber ich lebe dennoch täglich in Abhängigkeit von ihr. Dahergelaufene Teenagermädchen können mir den Tag verderben, eine Bemerkung, die meine niedrige Stellung auf der Skala der Schönheit betont, schmerzt mich stundenlang. Dicksein bedeutet, mit vielen Widersprüchen zu leben.

Warum bin ich so abhängig von dieser Bewertung? Warum akzeptiere ich ein Urteil von Menschen, die ich nicht kenne und die mich nicht kennen? Wie habe ich gelernt, die Meinung der anderen über mich höher zu stellen als meine eigene? Warum ist meine Freundin Rosalie gegen diese Skala immun geblieben? Hängt es damit zusammen, dass niemand je etwas an ihrem Körper fand, das hätte zu viel sein können? Damit, dass sie nie das Zeug zu einem Dinosaurier hatte und für den abschätzigen Blick der anderen unsichtbar blieb?

Manchmal sehe ich auf der Straße sehr dicke Frauen, die sich sorgfältig zurecht gemacht haben, mit Schmuck und Kleidung, die ihre Figur umspielt. Manchmal sehe ich darin eine Vergeblichkeit, die ich kaum ertrage. Eine Vergeblichkeit, die ich an schlechten Tagen bei mir selbst erkenne. Egal, wie hübsch ich mich schminke, wie strahlend meine Augen, wie brillant meine Witze sind, eine schlanke Frau direkt neben mir wird immer mehr begehrliche Blicke auf sich ziehen, auch wenn sie sich viel weniger Mühe gibt. Ihr wird immer mehr gelingen, und sei es nur in der Phantasie derer, die uns beide betrachten. Immer wird sie als die anziehendere Frau gelten. Manchmal blitzt darin aber noch etwas anderes auf. Etwas, das ich nicht verstehe. Etwas, das mir Freiheit gibt. Du machst dich schön, aber es guckt keiner. Du musst keine Folgen tragen. Du bist für niemandes Lust verantwortlich.

Ich bin sehr empfindlich. Ich bin leicht verletzt. Ich kann mich schlecht gegen Menschen abgrenzen. Das, was andere aussenden, nehme ich gleich auf. Dadurch, dass ich dick bin, verhindere ich vielleicht, dass zu viele Leute zu großes Interesse haben, in meine Nähe zu kommen und mich mit ihren Stimmungen zu bombardieren.

«Das bin alles ich», sagt Rosalie, als sie die letzten Sätze liest. «Das mit dem empfindlich und dem schlecht abgrenzen können. Das Bemühen, dass einem die Leute mit ihren Stimmungen nicht zu nahe kommen. Das ist alles richtig ausgedrückt. Du musst einfach nur ‹dick› durch ‹dünn› ersetzen.» Rosalie ist ein Stück größer als ich. Sie hat das, was die Zeitschriften «Idealfigur» nennen. Sie ist eine schöne Frau mit großen braunen Augen und einem starken, wachen Mund. Als Kind habe ihre Mutter sie immer aufgefordert, sich Pudding statt Joghurt aus dem Kühlschrank zu nehmen, sagt Rosalie. «Damit ich ein bisschen zulege.» Sie ist auf dem Land aufgewachsen und ihre Mutter hatte Angst, dass die Leute denken, sie würde ihre Kinder nicht richtig ernähren, weil sie alle so dürr waren.

Rosalie ist mit vielem nicht einverstanden, was ich über das Dicksein geschrieben habe.

«Bei dir klingt das alles so negativ», sagt sie. Rosalie mag füllige Körper. Eine Jugendfreundin ihrer Schwester hatte schon mit dreizehn einen richtigen Busen. «Sie trug immer weit ausgeschnittene, geblümte Kleider. Wenn sie zu uns in die Küche kam, brachte sie einen Hauch von Frühling und Überfluss hinein. Darüber hat sich unsere ganze Familie gefreut. So eine körperliche Üppigkeit kannten wir überhaupt nicht.»

Mit Rosalie esse ich gerne. Wenn ich mich mit ihr zum Mittagessen verabrede, schaut sie immer lange in die Auslagen der Restaurants und wählt dann das, was am vielversprechendsten aussieht. Wenn der Kellner die Teller bringt, sagt sie «Mmmm» und schiebt die Bissen genüsslich in den Mund. Es ist nicht so, dass sie sich bemüht, das Essen zu zelebrieren. Sie hat einfach nur keine Angst davor. Wenn Rosalie Hunger hat, isst sie einen Toast mit Frischkäse oder ein Stück Kuchen zwischendurch und denkt nicht darüber nach. «Hunger halte ich überhaupt nicht aus.»

Auch Rosalies Töchter sind dünn. Wenn Rosalie sie nach der Schule abholt, ermuntert sie die Mädchen, sich in der Bäckerei etwas Süßes zu holen. Das letzte Mal kamen sie mit einer Streuselschnecke und einem Pfannkuchen zurück. «Sehr gut, die sind bestimmt lecker», lobte Rosalie sie. Für mich klang das wie eine verkehrte Welt: dass einen die Mutter lobt, weil man sich ein süßes Stückchen gekauft hat. Rosalies Töchter lassen ihre Streuselschnecken oft nach drei, vier Bissen liegen. Manchmal essen sie sie später auf. Manchmal wirft Rosalie sie weg. Natürlich widerstrebt es ihr, Essen wegzuwerfen, sagt sie. Aber wenn die Mädchen aufessen, obwohl sie keinen Hunger mehr haben, wäre einfach ihr Bauch der Abfalleimer.

In der Pubertät habe ich meinen Bauch bekämpft. Zusammen mit meiner Mutter. Sie kochte, ich hatte den Gürtel. Von meiner Schwester hatte ich einen breiten Gürtel aus weißem, elastischem Material geschenkt bekommen. Er gehörte auf Taillenhöhe über einen weiten Rock. Spaßeshalber legte ich ihn einmal über meinen Bauch. Der Gürtel war breit genug, um meinen Bauch flacher zu drücken. Ich stellte mich seitlich vor den Spiegel und staunte. Versuchsweise zog ich meine Hose darüber an. Tatsächlich, mein Bauch war jetzt flacher. Ich behielt den Gürtel an.

Beim Hinsetzen war es ein bisschen lästig. Wenn ich mich zu schnell bewegte, rollte sich das Material auf und flitschte unter der Hose hervor. Aber ich hatte ein gutes Körperbewusstsein, ich ging seit vielen Jahren in den Ballettunterricht. Nach kurzer Zeit hatte ich heraus, wie ich mich bewegen musste, damit sich der Gummigürtel über meinem Bauch nicht mehr verschob.

Am nächsten Tag zog ich ihn in die Schule an und auch in den nächsten Wochen, jeden Tag. Mit dreizehn Jahren trug ich einen weißen Gummigürtel unter meinen Hosen, mit dem ich mich nur eingeschränkt bewegen konnte. Damit mein Bauch flacher aussah. Aber wenigstens konnte ich so normal Mittag essen. Später tauschte ich den weißen Gürtel gegen einen noch breiteren schwarzen, den ich mir von meiner Freundin Anita ausgeliehen hatte. Dieser Gürtel war richtig gut. Er war enger als der erste. Wenn ich ihn trug, schloss mein Bauch mit den Hüftknochen ab. Das hatte ich bei den dünnen Mädchen in unserer Klasse immer bewundert. Ich fühlte mich viel schöner mit dem schwarzen Gürtel. Mit ihm konnte ich mich nur noch mit angehaltenem Atem vorsichtig hinsetzen, da nützte alles Ballett nichts. Aber das war egal. Ohne die Enge des Gürtels fehlte mir etwas. Nachdem ich ihn angezogen hatte, dachte ich den ganzen Tag nicht mehr daran. Der Gürtel war meine Privatsache. Ein weiteres Geheimnis, sonst nichts.

Auch als ich 90 oder 95 Kilo wog, oder vielleicht noch mehr, fühlte ich dieses Gewicht nicht. Dass ich überhaupt dick war, sah ich nur, wenn ich mich mit anderen verglich. Wenn ich mich auf einem Foto neben mehreren anderen Frauen sitzen sah und es aussah, als hätte ich doppelt so viel Masse wie sie. Ich sah nie nur Fett. Ich sah Masse. Ich war mehr als die anderen. Verglichen mit denen, die schlank sind, habe ich immer den Eindruck, mein Schädel sei breiter, meine Hände, meine Knochen. Das ist auch heute noch so. Ich fühle mein Gewicht nie, obwohl es irgendwo bei 80 Kilo liegen muss. Die meiste Zeit fühle ich mich eher leicht, oft sogar fast körperlos.

Dick bin ich, weil ich viel esse. Nicht krankhaft viel. Aber meist mehr als andere. Ich esse so viel, wie ich möchte. Bei meiner Größe hieße schlank, dass ich Kleider in 38 trage. Um das zu können, müsste ich auf sehr viele Nahrungsmittel verzichten, die mir Freude machen. Einen Teil dessen, was ich esse, müsste ich mit Sport abtrainieren. Ich habe keine Freude an Sport, nie gehabt. Um schlank zu sein, müsste ich mich dauerhaft quälen, jeden Tag von neuem. Das passt nicht in meine Vorstellung von Glück. Ich will selbst bestimmen können, wann ich genug habe. Zuweilen bin ich unsicher, wie viel genug wäre, und schieße übers Ziel. Für diese Freiheit bezahle ich einen Preis. Das wurde mir vor ein paar Jahren schlagartig klar. Ich sah plötzlich, dass ich aus Trotz dicker geworden war, als ich sein müsste. Dicker, als ich eigentlich bin.

Ich will es nicht hinnehmen, dass mein Aussehen das Wichtigste an mir sein soll. Das, was mir den Platz zuweist. Dass ich angeschaut und beurteilt werde, nach Maßstäben, die ich nicht akzeptieren kann. Ich will mich keiner Regel unterordnen, die ich als ungerecht empfinde. Ich will nicht schlank sein, nur um damit diese Aufgabe als Frau zu erfüllen, die als die wichtigste Aufgabe überhaupt erscheint: begehrenswert genug für die Blicke der Männer zu sein. Konsumierbar zu sein, und sei es nur mit einem Blick im Vorbeigehen. Wenn ich von Natur aus schlank wäre, hätte ich vielleicht nichts dagegen. Aber ich bin es nun einmal nicht. Auf einmal sah ich, dass ich mit meinem dicken Körper protestiere. Und dass dieser individuelle Protest nichts nützt.

Dicksein erfordert Bewusstsein. Darum stelle ich ein paar Thesen auf:

Manche von denen, die nur ein bisschen dicker wären als die Schlanken, sind erst durch das Verbot gigantisch geworden. Weil sie mit ihrem Körper in unserer strengen Gesellschaft keinen Platz gefunden haben, gaben sie ihn schon früh fast völlig auf. Und viele Menschen benutzen ihr Dicksein, um aus dem Kampf aussteigen zu können.

Vielleicht sind diejenigen am stärksten vom Schlanksein besessen, die die Veranlagung zum Dicksein haben. Diejenigen, die sich jeden Bissen in den Mund zählen müssen, um ihre Veranlagung in unserer Welt voller Überfluss nicht zu verwirklichen. Vielleicht sind es gar nicht die Eichhörnchen, die sich am ärgsten vor den Dinosauriern fürchten. Sondern die Dinosaurier, die sich vor sich selbst fürchten. Davor, dass es wehtun kann und Mühe kostet, in unserer Gesellschaft zu dieser Veranlagung zu stehen. Wer eine Neigung zum Dicksein hat, kann heute nur noch wählen, ob er sich mit den extrem Dicken oder den extrem Schlanken identifizieren will. Andere Bilder gibt es kaum noch zu sehen.

Vielleicht entscheidet sich an diesem Punkt, was in unserer Gesellschaft mit einem Menschen geschieht, der dick veranlagt ist. Ob er nur ein bisschen pummeliger wird als die anderen. Oder ob er krankhaft fett wird und man ihn auf Fotos abbildet, die anderen den Appetit verderben sollen. Ob er in frühen Jahren den Kampf gegen seinen Körper aufnimmt und diesen ein Leben lang führt. Oder ob er früh aufgibt und vielleicht irgendwann krank wird. Die Ernährungswissenschaft weiß heute, dass starkes Übergewicht im Kinder- und Jugendalter mit hoher Wahrscheinlichkeit zu extremem Übergewicht beim Erwachsenen führt. Sind die extrem Dicken vielleicht einfach diejenigen, die nicht damit zurechtkommen, dass ihr dick veranlagter Körper von Anfang an abgelehnt wird? Die den Kampf gleich zu Beginn aufgeben?

Wenn man dick veranlagt ist, fällt es leichter, dem Drang nach Essen ständig nachzugeben. Leichter jedenfalls, als seine Veranlagung dauerhaft zu bekämpfen und trotzdem immer zu denen zu gehören, die nicht schlank genug sind. Werden deshalb immer mehr Menschen immer dicker?

Das extreme Dicksein hat auch Vorteile. Als extrem Dicker ist der Platz in der Welt sicher und stabil. Zwar wird man von den echten Eichhörnchen gefürchtet und von den heimlichen Dinosauriern verachtet. Darüber hinaus aber erwartet niemand etwas von einem und man hat seine Ruhe.

Menschen, die ihre Anlage zum Dicksein verbergen wollen, dürfen sich in unserer Welt des Überflusses hingegen keine Fehler erlauben. Um dem Wuchern ihres Körpers Einhalt zu gebieten, dürfen sie keine Schwäche zulassen. Kein

Weißbrot, kein Nachtisch, keine Gier. Menschen wie meine Mutter, die abends mit ein paar Äpfeln vor dem Kamin sitzen und froh sind, dass schon wieder ein Tag vergangen ist, an dem sie nicht die Kontrolle verloren haben.

Auf einmal tut mir meine Mutter leid. So viel Hunger, so viel Verzicht, so viel Angst vor sich selbst. Ein Dinosaurier, der mit aller Kraft an der Gestalt des Eichhörnchens festhält, um sich nicht machtlos zu fühlen. Der eigene Körper ein Feind, jederzeit könnte er das kleine Fell zum Platzen bringen. Ein Leben in ständiger Angst, beim Dicksein ertappt zu werden. Meine Mutter wird nie wissen, wie dick sie wirklich wäre. Vielleicht wäre sie ja gar nicht riesig und ausufernd. Vielleicht wäre sie ja nur ein bisschen rundlicher, mit weiblichen Hüften und einem fülligen Dekolletee. Vielleicht gibt es diese riesige Gier in ihrem Inneren gar nicht, die sie so sehr fürchtet. Vielleicht wäre sie nach einem schönen Teller Nudeln und einem Salat schon satt für den ganzen Tag. Jetzt ist sie über siebzig Jahre alt, immer noch schön und gepflegt und mit einer dünnen Taille, und nie wird sie wissen, wie ihr Körper wirklich war. Sie hat ihren schönen, weiblichen Körper nie eingesetzt, um anderen kräftigen Frauen Mut zu machen.

Irgendwann fing ich an, alles aufzuschreiben, was ich aß. Und ich aß nur noch drei Mal am Tag. Ansonsten änderte ich nichts. Nicht die Mengen, nicht die Zutaten oder die Süßigkeiten danach. Meine Kleidung wurde loser. Ich konnte mein Handgelenk mit Daumen und kleinem Finger umfassen. Aber ich stellte mich nicht auf eine Waage. Ich wollte nicht, dass die Maschine in meinem Kopf wieder anspringt und ich an nichts anderes mehr denken kann als an Kalorien. Ich wollte einfach nur in Kleidergröße 44 passen. Das wäre immer noch dick genug. Ich wollte mir wieder selbst gefallen, wollte diese blöde Fettrolle unter dem Busen weg haben, wollte meine Beine beim Sitzen wieder überschlagen können. Ich wollte beim Sitzen wieder ein Bein anziehen und den Fuß auf die Sitzfläche des Stuhles stellen können. Das kam mir immer als die grazilste Sitzhaltung vor. Dass ich das konnte, bedeutete für mich immer, dass ich schlank genug war.

Ich habe mein Essverhalten schon so oft geändert. Einmal habe ich angefangen, die Nahrungsmittelpyramide zu befolgen, die ich auf einer Spaghettipackung aufgedruckt fand. Sie gab an, wie viele Portionen an Kohlehydraten, wie viel Eiweiß, wie viel Gemüse, wie viel Fett man am Tag essen soll. Mit der Pyramide aß ich viel mehr Obst und Gemüse als sonst. Auch mehr Brot, dafür kaum Butter. Wie praktisch alle Regelwerke des Essens führte die Nahrungsmittelpyramide bei mir dazu, dass ich mich selbst überholen wollte. Der alte Gedanke nistete sich ein: Ich würde bald schlank sein. Um das Schlanksein schneller herbeizuführen, fing ich unmerklich an, die Mengen von dem, was ich aß, zu reduzieren. Auch an den Äpfeln und am Salat zu sparen. Am Anfang war das ein gutes Gefühl. Wenn man Hunger hat, ist man wacher, als wenn man ständig satt ist. Die Wachheit gibt einem das Gefühl von Souveränität, von Sicherheit und Unabhängigkeit. Ich fing an, mich morgens, sobald ich aufgestanden war, seitlich vor den Spiegel zu stellen, um zu sehen, ob mein Bauch schon flacher geworden war. Kurze Zeit später fing ich an, mir alle paar Minuten an die Wangen und an die Schlüsselbeine zu fassen, um zu sehen, ob sie schon hohler wurden, ob das Fleisch verschwand. Innerhalb weniger Tage wurde es jeweils zu einer Manie, ich konnte mich nicht dagegen wehren. Diese neuen Höhlungen, dieser verflachte Bauch waren alles, was mich noch interessierte. Eine Frau im

Berufsleben mit Mitte dreißig, von ihrem Körper besessen. Es war so unwürdig. Und es war so einfach. Sobald sich die ersten Höhlungen bemerkbar machten, fing ich auch an, meine frühere Figur zu verachten. Fotos von mir beurteilte ich nur noch danach, ob ich darauf noch Kleidergröße 48 trug oder schon abgenommen hatte. Es war nicht wichtig, ob das Foto einen schönen Moment oder andere Menschen zeigte. Wichtig war nur noch: War ich darauf schlank?

Aber diese neue Frau war nicht ich. Sie kam als Untermieterin. Sie machte mir Angst – und doch lief ich mit wehenden Fahnen zu ihr über, sobald sie in Sichtweite kam.

Die Neue war eine souveräne, asketische Frau, die sich viel besser konzentrieren konnte. Sie war hungrig. Bei ihr musste alles schnell gehen und deutlich sein. Sie war in einer Weise ständig gereizt, die ihr keine Angst, kein Zögern mehr erlaubte. Sie war völlig anders als ich. Sie war so schnell, so zackig, so furchtlos. Sie hatte viel mehr Energie. Sie saß nie plump auf dem Sofa und wusste nicht, was sie als Nächstes tun sollte. Ihre Gedanken strebten in eine klare Richtung. Sie fackelte nicht lange. Und sie aß fast nichts. Die Neue übernahm das Regiment jeweils nach wenigen Tagen. Als erste Amtshandlung schmiss sie jeweils den alten, dicken Teil von mir auf die Müllhalde. Diejenige, die so viel frisst und sich manchmal mit Essen betäubt. Diejenige, die ständig zaudert und mit sich selbst diskutiert. Diejenige, die immer Angst hat, die Zustimmung der anderen zu verlieren und dann allein zu sein. Diejenige, die an manchen Tagen schon ein falscher Satz von einem unwichtigen Menschen aus der Bahn werfen kann. Es war alles so einfach, wenn die Dicke weg war. Es war alles auf einmal brillant, scharf und kühl. Neu, sauber, klar. Es ging voran. Es war wie eine Droge. Manchmal ging das wochenlang gut. Ich verlor jeden Tag ein Kilo. Ich fror ständig, das gefiel mir, ich wickelte mich in dicke Strickjacken und fühlte mich schön und grazil.

Manchmal dauerte es auch nur ein paar Tage. Dann war das dicke Ich wieder aus der Mülltonne gekrochen und unternahm einen Gegenputsch. Die Neue ging sofort und mit fliegenden Fahnen unter. Sie hatte nicht einmal mehr Zeit, ihre Sachen zusammenzuraffen und irgendeine Erinnerung zu hinterlassen, bevor ihr mit einem Magnum-Eis der Garaus gemacht wurde. Nachgelegt mit einem Stück Kuchen. Darauf eine Schnitte Brot mit Butter und der leckeren Salami. Und gleich würde es Abendessen geben.

Das alles war möglich, weil die Neue in mir nie eine Mehrheit fand. Sobald die Dicke wieder da war, verschwand sie sang- und klanglos. Die Ordnung war wiederhergestellt, bis zum nächsten Mal. Bis zur nächsten Diät. Das mit dem Vernünftig-Essen funktioniert bei mir nicht. Bei mir wird gleich immer alles zur Diät. Und Diät bedeutet immer, dass ich mich selbst verlasse.

Das will ich jetzt nicht mehr. Darum esse ich jetzt normal. Aber ich schreibe alles auf. Ich will nicht mehr Essen in mich hineinstopfen, ohne es richtig zu merken. Ich will nicht mehr hinter meinem eigenen Rücken essen. Und ich beschränke mich auf die drei Mahlzeiten am Tag. Damit ich nicht ständig darüber nachdenken muss, ob ich diesen Riegel Schokolade, diese Banane jetzt noch essen soll, so kurz vor dem Abendessen.

Schlank werde ich wohl in diesem Leben nicht mehr. Aber ich werde auch nicht mehr dicker. Ich behalte diese Kleidergröße, die richtig für mich ist. Vielleicht ist das der Anfang. Vielleicht gibt es auch für uns geborene Dinosaurier eine

Möglichkeit, auf die richtige Weise dick zu sein. Für mich bedeutet das Größe 44. Für andere ist es vielleicht die 40 oder die 52. Jedenfalls will ich das jetzt versuchen. Vielleicht kann ich mich dann ja endlich den anderen Dingen zuwenden. Den Dingen, die wirklich wichtig sind und die jenseits meines Körpers liegen.

2 Wie man dick wird

Wieso sagen Dicke immer Ja?

In meiner Familie ist jeder auf eine andere Weise dick. Es gibt trommelartige Bäuche, die über Jahre gewachsen sind, und nachgiebige Oberarme, die nicht bekämpft wurden. Üppige Schenkel, mit deren Dellen man sich abfand, und überpolsterte Rümpfe, denen mit Sport nicht beizukommen war. Es gibt auch schmale Taillen und Kaffee ohne Zucker. Es gibt schön gedeckte Tafeln, Schulterzucken und ein besonders feines Dessert. Und es gibt Selbsthass und zusammengebissene Zähne. In unserer Veranlagung zum Dicksein ähneln wir uns. Auch in unserer widersprüchlichen Haltung dazu. Was wir nicht haben, sind gemeinsame Worte dafür. Hin und wieder erwähnt jemand das Abnehmen. Aber das wird allgemein gehalten und von den anderen meist überhört. «Wir haben schwere Knochen», sagt mein Vater. «Wir haben einen trägen Stoffwechsel», sagt meine Tante. «Das ist einfach nicht schön», sagt meine Mutter.

Zwischen 2003 und 2006 untersuchte das Robert Koch-Institut im Rahmen der national repräsentativen Jugendgesundheitsstudie KiGGS die Gesundheit von 17 600 Kindern und Jugendlichen in Deutschland. Diese Studie ergab, dass 15 von 100 Kindern zwischen 3 und 17 Jahren übergewichtig sind. 6,3 Prozent leiden an Fettsucht, die auf Lateinisch Adipositas genannt wird. In einer Dissertation unter dem Dach des Robert Koch-Instituts wies eine Ernährungswissenschaftlerin 2009 nach, dass übergewichtige Eltern der wichtigste Risikofaktor dafür sind, dass ein Kind fettsüchtig wird.

Die Veranlagung zum Dicksein erben Kinder von ihren Eltern. Von ihnen lernen sie auch den Umgang damit. Die Zahlen der Studien müssen bedeuten, dass die Eltern auch nicht wissen, wie das richtige Dicksein geht. Denn niemand ist von Geburt an dick oder gar davon krank. Ob sich die Veranlagung verwirklicht, und ob man nur ein bisschen pummelig oder überbordend fettleibig wird, hängt von unzähligen Faktoren ab. Davon, wie viel und was man isst. Davon, ob man sich mit seinem Körper anfreunden kann. Ob man gut für ihn sorgen kann, auch wenn man keinem Ideal entspricht. Ob man als entsprechend veranlagter Mensch übermäßig dick und vielleicht krank wird, hängt wesentlich davon ab, ob einem jemand zeigt, dass es ein richtiges Dicksein gibt und wie es funktioniert.

Der Bauch meines Vaters ist eine Trommel, die seinen Rücken nach vorne zwingt. Darüber hängt ein schweres Doppelkinn. Nur die langen Arme und Beine sind immer dünn geblieben. Wenn ich an ihn denke, sehe ich, wie er am Esstisch sitzt und gelbe Streuwürze auf ein Stück Brot klopft, während meine Mutter ihm warmes Essen schöpft. Dann gießt er noch braune Flüssigwürze über das Brot. Den Kanten isst er zuerst. Dann beginnt er, seinen Teller zu leeren, mit Hilfe von mehr gelbem Gewürzpulver, das er aufstäubt, bevor er kostet. Als Nahrung lässt er eigentlich nur Fleisch und Nachtisch gelten. Das Brot zählt nicht richtig. Vor praktisch jedem Essen nimmt sich mein Vater vor, abzunehmen. Darum isst er das Brot. Vielleicht reicht es diesmal ja aus und er kann auf das Fleisch und den Nachtisch verzichten. Während er es herunterschluckt, verschiebt er sein Vorhaben auf den nächsten Tag.

Mein Vater ist ein erfolgreicher Mann. Das, was er mit seinem Geschäft erreicht hat, haben viele nicht für möglich gehalten.

Die Schwester meines Vaters trug zeit ihres Lebens ein Korsett. Sie wohnte weit weg im Ausland. Aber wenn sie in den Ferien zu Besuch kam, sah ich die fleischfarbenen Ungetüme in der Dusche trocknen. «Jeden Morgen rollt sie ihren Bauch auf und zwängt das Korsett darüber. Und abends, wenn sie es aufmacht, macht es flapp, flapp, flapp und alles rollt wieder auf den Boden», spottete mein Vater. Er konnte meine Tante nicht leiden. Sie war fleischig und fest. Wenn sie mich zur Begrüßung an sich drückte, fühlte sie sich an wie ein riesiges Radiergummi. Sie interessierte sich sehr für meine Figur. «Na, das ist jetzt bestimmt auch schon ein Fünfziger», sagte sie zufrieden, als sie kurz nach meinem neunten Geburtstag zu Besuch kam. Damit meinte sie, dass ich bestimmt schon fünfzig Kilo schwer sei. Meine Mutter winkte empört ab. Aber meine Tante ließ sich nicht davon abbringen. In unserer Familie sind wir keine halben Portionen, sagte sie mit ihrer tiefen, schleppenden Stimme.

Meine große Schwester stellt etwas dar. Sie hat ein Haus, einen Mann, einen Beruf und mehr Freunde, als sie regelmäßig sehen kann. Sie trägt teure Kleider in Übergröße, die ihren gepolsterten Magen und den gewölbten Bauch gut bedecken. Ihre Beine hält sie für zu dick, obwohl sie lang und wohlgeformt sind. Ihr ganzes Leben lang kam sie sich zu groß vor, weil sie 1,80 Meter geworden ist. Nichts an ihr ist wabbelig oder lose. Sie treibt Sport und besucht anspruchsvolle Kochkurse. Früher in ihrem Leben, als Kind, ist meine Schwester zu kurz gekommen. Sie musste für ein Baby sorgen, das ich war. Zum Spielen blieb ihr wenig Zeit und auch am Essen wurde gespart. Oft musste sie es selbst zubereiten, obwohl sie erst zehn Jahre alt war. Heute isst meine Schwester gerne viel und im Restaurant bestellt sie das teure Steak. Sie hat einen Weg gefunden, den Mangel, den sie einmal erlitten hat, auszugleichen. Meine Schwester ist jetzt endlich satt. Jeder kann es sehen. Manchmal geht sie mit meiner Mutter ins Theater.

Meine kleine Schwester ist erst 15, aber schon ein Stück größer als ich. Sie und die zwei Brüder haben eine andere Mutter als meine große Schwester und ich. Meine kleine Schwester hat viel Ähnlichkeit mit mir in diesem Alter, aber sie ist viel schwerer. Ihre Haut ist marzipanweiß und frisch, sie hat ein feines, fülliges Gesicht. Sie ist hübsch. Ihre Beine sind lang und stramm, ihre Schultern breit und ihr Leib ausladend und straff. Wenn ich neben ihr stehe, kommt sie mir vor wie ein Bodyguard, groß und stark. Sie ist fröhlich, jede Schüchternheit scheint ihr fremd, auch das unterscheidet uns. Wie die beiden Brüder war sie in den ersten Jahren ein zartes Kind. Mit acht oder neun wurden alle drei dann etwas pummelig. Der Kleine ist es bisher geblieben. Der Große schoss mit 16 in die Höhe und ist seitdem rank wie ein Filmstar. Diät hat keines der drei je gemacht. Ihre Mutter isst selbst gerne und verbirgt ihren Körper lieber unter weiten Gewändern. «Eigentlich müsste ich ja abnehmen», lacht sie manchmal. «Aber irgendwie kommt immer etwas Wichtiges dazwischen.» Kochen macht ihr keinen Spaß. Am liebsten geht sie mit den Kindern in ein Schnellrestaurant. Das gefällt allen vieren.

Manchmal überlege ich, wie ich geworden wäre, wenn meine Mutter dieselbe Einstellung gehabt hätte. Wäre ich heute 180 Kilo schwer? Oder wäre ich beinahe schlank? Was wäre aus mir geworden, wenn ich nicht so früh gelernt hätte, meine Veranlagung zu bekämpfen?

Unsere Gesellschaft lebt davon, dass wir unzufrieden genug sind, um Dinge zu kaufen, die uns zufriedener machen. Sie lebt davon, dass diese Dinge immer verfügbar und käuflich sind. Und davon, dass sie ihren Zweck nie ganz erfüllen. Gerade so, dass wir die Unzufriedenheit immer wieder vergessen, aber nur für kurze Zeit. Viele dieser Dinge sind essbar. Diesen Kreislauf lernen Kinder früh. Überall werden ihnen süße Limonaden und fettige Hamburger angeboten, mit denen man die Launen und die Langeweile für kurze Zeit herunterschlucken kann. Für diejenigen, die zur Schlankheit neigen, liegt darin keine Gefahr. Sie essen einfach so viel von den Hamburgern, trinken so viel von den süßen Limonaden, bis sie genug haben. Dann sagt ihr Körper Nein und sie haben keine Mühe, auf ihn zu hören. Die Kalorien verbrennen schlanke Kinder schnell, meist haben sie auch den Drang, gleich wieder aufzuspringen und herumzurennen. Das ist der riesige Unterschied zu dick veranlagten Kindern.

Für dick veranlagte Kinder ist das Neinsagen beim Essen ein Kampf. Ihr Körper heißt sie, alle Angebote anzunehmen. Das ist eine Frage der Gewöhnung und des Stoffwechsels.

Dick wird man nicht auf einen Schlag. Man wird es in Hunderttausenden von einzelnen Momenten. Dicksein ist eine Perlenschnur aus vielen Malen «Ja», die dazu führten, dass man sich etwas in den Mund geschoben, es gekaut und geschluckt hat. Neinsagen zu lernen ist ungeheuer schwer. Das gilt nicht nur beim Essen und nicht nur für die Dicken.

Dick veranlagte Kinder fühlen sich wohl, wenn sie satt sind. Ihnen wird davon nicht übel. Ihr Körper fordert sie auf, weiterzuessen, Limonade zu trinken, so lange, bis nichts mehr da ist. Sie ekeln sich nicht vor der Sattheit wie manche Schlanke. Essen ist in unserer Gesellschaft immer verfügbar. Viele dick veranlagte Kinder lernen nicht, wie man sich von diesem ständigen Angebot ablenkt. Stattdessen lernen sie früh, immer zu viel zu essen und sich in einem trägen Körper wohl zu fühlen. Manche gewöhnen sich dabei auch an eine betäubte Seele, die unempfindlicher ist, während der Körper die ganze Nahrung verdaut. Das ist eine große Gefahr. Wenn man früh das falsche Dicksein erlernt, kommt man davon fast nicht mehr frei. Aber wie soll man das richtige Dicksein lernen, wenn es in unserer Gesellschaft verboten ist?

Im September 2004 initiierte die damalige Bundesministerin für Verbraucherschutz, Ernährung und Landwirtschaft, Renate Künast, eine Kampagne mit dem Titel «peb – Plattform Ernährung und Bewegung». Darin formulierte sie das politische Ziel, «sich aktiv für eine ausgewogene Ernährung, viel Bewegung sowie Entspannung als wesentliche Bestandteile eines gesundheitsförderlichen Lebensstils von Kindern und Jugendlichen» zu engagieren. Im selben Jahr erschien ihr Buch «Die Dickmacher. Warum die Deutschen immer dicker werden und was wir dagegen tun müssen». Darin benutzt sie für Dicke den Begriff «bizarr deformierte Zeitgenossen».

Es waren die Jahre, in denen der Begriff «Fett-Epidemie» immer häufiger zu lesen und zu hören war. In ihrem Feldzug zielte die Politikerin der Grünen vor allem auf die wirtschaftlichen Vorteile, die eine Gesellschaft ohne Dicke für Deutschland bedeuten würden. Es wurde selbstverständlich,

in jedem Bericht zum Thema Übergewicht die Kosten zu er-
wähnen, die dem Gesundheitssystem entstehen, wenn Menschen durch das Fett an ihrem Körper krank werden. Es
wurde immer mehr Wut auf diese Bevölkerungsgruppe ge-
lenkt.

Niemand kann mit Bestimmtheit sagen, dass Übergewicht
einen Menschen automatisch krank macht oder dass ein
Schlanker länger gesund bleibt und weniger Leistungen in
Anspruch nehmen muss. Aber darum ging es nicht. Die Politik musste etwas tun. Sie musste der Bevölkerung das Gefühl geben, dass ein Problem angegangen wird. Sie begann
mit der Kampagne gegen das Übergewicht, weil das am
leichtesten war. «Dicke haben keine starke Lobby», schrieb
Renate Künast in ihrem Buch. Das meinte sie nicht so böse,
wie es klingt. Sie meinte es gut. Aber sie meinte es auf eine
falsche Weise gut. Auf die Weise derer, die keine Ahnung
vom Dicksein haben.

Dicke sind leichte Gegner. Viele von ihnen haben auch keine
Ahnung vom Dicksein. Sie fühlen sich bloß schuldig für ihren schweren Körper und dafür, dass sie ihn nicht loswerden
und endlich abnehmen können, jeder für sich selbst. Einem
Feldzug stellen sie sich nicht geschlossen entgegen. Dazu
fehlt den meisten das Selbstbewusstsein. So fordert auch niemand lästige Rücksicht auf die Gefühle dick veranlagter
Menschen, die mit einer solchen Kampagne natürlich verletzt werden.

Das heißt nicht, dass es keine fettsüchtigen Kinder und Jugendlichen gibt. Einzelne sind tatsächlich übermäßig dick
und dadurch körperlich behindert. Mit eigenen Augen haben zwar die wenigsten von uns je ein solches Kind auf der

Straße gesehen. Die meisten überbordend dicken Kinder kennen wir aus dem Fernsehen. Dort weidet sich die Kamera gerne daran, wenn sie in einer Diätklinik ungelenk vom Ein-Meter-Brett ins Wasser klatschen oder schon nach drei, vier Treppenstufen keuchend aufgeben müssen.

2010 untersuchte der Würzburger Medizinhistoriker Michael Stolberg ärztliche Schriften aus dem 15. bis 18. Jahrhundert auf das Vorkommen von Berichten über Fettleibigkeit. Er kam zu dem Schluss, dass es im Verlauf der Menschheitsgeschichte immer Personen gegeben hat, die sich aufgrund extremer Körpermasse nicht mehr frei bewegen konnten. Jedenfalls in den privilegierten Zeiten und Schichten, in denen man überhaupt genügend Nahrung hatte, um sich dick zu essen.

Dicke Kinder wurden und werden aber nicht immer und nicht überall negativ beurteilt. In manchen türkischen und italienischen Familien gelten sie bis heute als besonders gesund, ohne dass sie als Erwachsene automatisch fettleibig werden. Das haben mehrere Studien bewiesen. Vielleicht gelingt ihnen das auch, weil sie für ein paar Jahre ohne Stress dick sein dürfen. Das ist in Deutschland undenkbar geworden.

«Was wir brauchen, ist eine Art Mobilmachung», schrieb Renate Künast 2004 in ihrem Buch «Die Dickmacher». «Wir müssen uns auf einen langen, zermürbenden Wettkampf um jedes Gramm einstellen, der uns sicher auch Rückschläge bescheren wird.» In ihrer Kampagne sprach sie zuerst von rund 40 Prozent übergewichtiger Kinder in Deutschland, die es umzuerziehen gilt. Da sie dafür keine überprüfbaren Zahlen liefern konnte, musste sie selbst die Zahl auf 10 bis 18 Prozent korrigieren.

Missbilligung und Kränkung gehören zu den gravierendsten seelischen Stressfaktoren für einen Menschen. Stress setzt im Körper starke Reaktionen in Gang. Evolutionär betrachtet, ist das Hirn des Menschen immer noch jung. Es funktioniert nach ganz einfachen Mustern. Stress bedeutet Lebensbedrohung. Im Stress ist der Mensch seinem Körper unterworfen, nicht seinem Hirn. Auf Lebensbedrohung reagiert der Körper mit höchster Alarmstufe. Er stellt sofort Energie bereit, damit der bedrohte Mensch kämpfen oder flüchten kann. Ob der Stress aus Säbelzahntigern oder Blitzeinschlägen besteht, aus einer schnippischen Bemerkung oder aus der brennenden Sekunde, in der man bemerkt, dass man im Kussreigen beim Flaschendrehen übergangen wird, kann das junge Hirn nicht unterscheiden. Je häufiger solche Momente vorkommen, desto energischer sorgt der Körper vor. Ein grandioser Mechanismus, der uns für Hunderttausende von Jahren das Überleben ermöglicht hat.

Der dick veranlagte Körper scheidet keine Kalorie unbenutzt aus. Das, was er nicht sofort verbraucht, legt er als Reserve an. Das erhöht aus Sicht des jungen Hirns die Überlebenschance erheblich. Es ist Energie, die sofort abgerufen werden kann, wenn wieder eine Bedrohung auftaucht. Wenn dauerhaft genügend Nahrung da ist, werden die Speicher bis zum Bersten gefüllt. Der Körper wird immer dicker und der Besitzer vielleicht immer unglücklicher. Aber das ist dem Hirn egal. Nicht Glück ist seine Maßeinheit, sondern die Chance zu überleben. Es erfüllt nur seine Pflicht, gründlich und zuverlässig. Es sieht so aus, als ob unser Hirn überhaupt nicht in unsere Gesellschaft passt.

Manche dick veranlagten Kinder lernen zu früh, das Ventil zu öffnen, das ihnen mit dem Überfressen zur Verfügung steht. Sie gewöhnen sich daran, bevor sie andere Wege finden können, um mit den Zumutungen des Lebens zurechtzukommen. Wie bei jeder Sucht nutzt sich die Tröstung bald ab und die Zumutungen erscheinen immer größer. Ohne gute Vorbilder gelingt es manchen dick veranlagten Kindern nicht mehr rechtzeitig, die anderen Strategien zu erlernen, mit denen man das Leben meistern kann: das Kämpfen, das Ausweichen, das Stehenbleiben. Dinge, die für alle Menschen gleich schwierig sind.

Ob diese Strategien glücken, hängt von unzähligen Momenten, Begegnungen und Zufällen ab. Aber der Umgang mit einer dicken Veranlagung in einer Umgebung, die alles Dicke kategorisch ablehnt, ist für viele kaum noch zu schaffen. In unserer Gesellschaft ist ein Klima entstanden, in dem immer mehr Menschen schon als Kinder maßlos dick werden. Sie lernen das Dicksein, bevor sie es verstehen. Sie richten sich darin ein. Sie erkennen nicht, was mit ihnen geschieht. Sie erkennen nur, dass das, was mit ihnen geschieht, verboten ist.

Dicke Kinder spüren das Verbot immer und überall. Sie lernen nicht nur, dass sie als hässlicher gelten als die Dünnen und dass man sie stärker als andere anhand ihres Körpers verurteilt. Viele werden aus den Kreisen derer, denen man etwas zutraut, von vornherein ausgeschlossen. Es gibt keine pummeligen Supermodels und kaum moppelige Supertalente. Auch die pfiffigen, pausbäckigen Wonneproppen in den Filmen und Fernsehserien sind praktisch verschwunden. Dickere Kinder kommen im Fernsehen nur noch in Sendungen vor, die ihre Körper als abschreckendes Beispiel vorführen. So lernen schon Kinder, dass Schlanksein die wichtigste Voraussetzung sei, um auch nur eine Chance auf ein gelungenes Leben zu haben. Vor allem aber lernen sie, dass es nur ein einziges Mittel gibt, wie sie ihren Mangel ausgleichen können: das radikale Abnehmen.

Manche Kinder werden schon im Alter von acht oder neun Jahren zu monatelangen Kuren in Diätkliniken geschickt. Dort lernen sie, ausgewogen zu essen und Sport zu treiben, damit das Fett schneller abgebaut wird. Sie lernen, sich so schnell wie möglich wie ein schlanker Mensch zu verhalten. Was sie oft nicht lernen, ist, sich auch als Dicke an eine frische und liebevoll zubereitete Ernährung zu gewöhnen, stolz auf sich zu sein und die Freude an der Bewegung des Körpers zu entdecken.

Kurzfristig funktionieren radikale Kuren normalerweise. Aber auch wenn die Kinder dadurch abnehmen, tragen sie den Makel ihrer Veranlagung weiter mit sich herum. Manche ein Leben lang. Im Sport würde man sagen: Beim gegenwärtigen Klima in unserer Gesellschaft gehen dick veranlagte Kinder schon mit einem Rückstand von 0:2 auf den Platz und haben fast keine Chance, diesen Rückstand wieder aufzuholen.

Die Grundlage für die Beurteilung des Körpergewichts von Kindern und Jugendlichen bildet ebenfalls der Body-Maß-Index (BMI), der zwischen Fett und Muskelmasse keinen Unterschied macht. Auch nicht zwischen den ruckartigen Schüben in die Höhe und in die Breite, wie sie beim menschlichen Wachstum phasenweise üblich sind. Da man aus der Vergangenheit keine gleichwertigen Daten hat, behalf man sich 2006 bei der KiGGS-Studie am Robert Koch-Institut mit einer Schnittmenge verschiedener Erhebungen aus den 1980er und 1990er Jahren. Daraus konstruierten die Forscher das Schema einer typischen Gewichtsverteilung für jede Altersgruppe und zogen darin willkürlich zwei Linien.

Eine trennte die oberen zehn Prozent ab, eine die oberen drei Prozent. Über der 10-Prozent-Linie liegt seither der Bereich, der als «übergewichtig» gilt. Wer oberhalb der 3-Prozent-Linie liegt, gilt als «fettsüchtig». Die Untersuchung kommt zu dem Schluss, dass die Zahl der übergewichtigen und fettsüchtigen Kinder und Jugendlichen in den letzten dreißig Jahren um die Hälfte gestiegen ist.

Was die Forscher nicht berücksichtigten, ist, dass die Pubertät heute früher einsetzt als vor zwanzig oder dreißig Jahren. Sie übergehen, dass viele 14-Jährige bereits seit Jahren in der Pubertät sind. Ihre Körper haben schon die Merkmale von Erwachsenen, aber sie werden nach denselben Maßstäben wie Kinder gemessen. Auch auf diese Weise erzeugt die Wissenschaft Übergewichtige.

Dennoch werden viele Kinder heute wesentlich früher sehr viel dicker als noch vor zwanzig oder dreißig Jahren. Manche von ihnen werden dadurch früh und dauerhaft krank. Das lässt sich nicht wegdiskutieren.

Aber warum lernen wir seit einigen Jahren immer früher, übermäßig dick zu sein, nachdem es vorher viele Jahrzehnte anders funktioniert hat? Warum lernen heute immer weniger dick veranlagte Menschen als Kind das Neinsagen, das auch zum richtigen Dicksein gehört? Warum bringt es ihnen niemand bei, der selbst etwas davon versteht? Warum fühlen sich nur diejenigen für die dicken Kinder verantwortlich, die Übergewicht verabscheuen? Warum geht in unserer Gesellschaft jedes Gefühl für Maß verloren?

Die guten Futterverwerter sind genetisch in der Überzahl, weil diese Veranlagung das Überleben seit der Urzeit gesichert hat. Die Mageren sind oft vorher verhungert und ihr Genpool hat es nicht bis in die Gegenwart geschafft. Das heißt, die Mageren sind seltener. Gelten sie darum als wertvoller? Ihre Gene sind in unserer Gesellschaft zu einem hohen Kapital geworden. Nur sie garantieren die ewige Schlankheit. Das einzig verlässliche Mittel, um in unserer modernen Welt dauerhaft dünn zu bleiben, sind dünn veranlagte Eltern.

Mein Vater war nicht immer dick. Auf Jugendfotos von ihm sehe ich einen hoch aufgeschossenen Jugendlichen mit endlosen Armen und Beinen in kurzen Sporthosen. Auch sein Vater hatte diese Figur. Mein Großvater hat im Alter auch einen Bauch bekommen, aber er ist nie so ausgeufert wie mein Vater. Mein Großvater war ein gesetzter Herr, der helle Mohairpullover trug, auf denen nie ein Fleck landete. Wenn er auf der Straße einer Bekannten begegnete, hob er mit einer gemessenen Bewegung den Hut. Er wohnte eine Etage über uns und ich besuchte ihn jeden Tag. Er hörte mir bei allem, was ich erzählte, aufmerksam zu und erzählte auch selbst gerne aus seinem Leben. Auch für meine Diäten schien er sich zu interessieren. Einmal ließ er sich von mir sogar ein Büchlein mit Speiseplänen für 14 Tage anfertigen, von denen jeder nur 1000 Kalorien hatte. Er versprach, sie zu befolgen, und vielleicht tat er es auch. Auf jeden Fall bestätigte er mir nach zwei Wochen, dass er zwei Kilo abgenommen habe. Zum Dank schenkte er mir eine Tafel Schokolade. Ich war sehr stolz auf mich und auf meinen Erfolg als Diätberaterin. Abnehmen war das Erste, worin ich Expertin war, mit zwölf Jahren.

Anders als unsere Hirne passen sich unsere Körper sehr schnell neuen Lebensumständen an. Am schnellsten reagieren wir auf veränderte Ernährung. Jugendliche sind heute im Durchschnitt größer als vor dreißig Jahren. Die Pubertät setzt oft schon bei zehnjährigen Mädchen ein. Vor dreißig Jahren war das erst zwei bis drei Jahre später der Fall.

Auch unser Blick auf Körper hat sich rasend schnell verändert. Als vor etwa 65 Jahren die Lebensgefahr des Krieges endete und für alle wieder genügend Nahrung vorhanden war, wollte man die hageren, erschöpften Leiber der Vergangenheit vergessen. Jetzt waren weiche Frauenarme, runde Hüften und großzügige Dekolletees begehrt. Aus den Kragen der Männerhemden ragten die Nacken dick vor storzigem Fett. Sobald man einander gefunden hatte, durfte man sich auch die Bäuche rund essen. Man bekam weiche, pausbäckige Babys und schaute nur nach vorne. Man aß so viel Fleisch wie möglich, an dicker Sauce aus dem Beutel. Man nahm die gute Butter. Man begann ein modernes Leben. Man konnte es sich endlich leisten, ordentlich zuzulegen.

Keine zwei Generationen später ist Dicksein zu einem Merkmal der Unterprivilegierten geworden. Auch das hat die KiGGS-Studie des Robert Koch-Instituts 2006 ergeben: «Ein erhöhtes Risiko für Übergewicht und Adipositas besteht bei Kindern aus Familien mit niedrigem Sozialstatus.» Wir leben in einem solchen Überfluss, dass man die Armen nicht mehr an ihrem Hunger erkennt, sondern vielmehr daran, dass sie als einzige nicht freiwillig hungern.

So vererbt sich inzwischen in unserer Gesellschaft nicht mehr nur die genetische Veranlagung zu einem dicken oder dünnen Körper, sondern auch die Überzeugung, dass ein Mensch mit einem dicken Körper automatisch in zahlreichen Bereichen des Lebens scheitern muss. Darüber vergessen wir, dass Dicksein auch ein Mittel der Selbstbehauptung sein kann. Je stärker das Gewicht eines Menschen mit seinem gesellschaftlichen Erfolg verbunden wird, desto eher haben dicke oder unterprivilegierte Eltern die Möglichkeit, ihre

Körper zum Ausdruck ihres Protestes zu benutzen. Ihre dicken Kinder halten sie als Geiseln. Wir sind halt so. Wir passen uns euch nicht an. Das Dicksein lassen wir uns von denen da oben nicht auch noch wegnehmen.

Die Grundbegriffe des Dickseins lernt man zuhause in der Familie. Die vielen Lektionen danach hört man draußen in der Welt.

Als ich zwölf war, lernten wir im Handarbeitsunterricht Stufenröcke nähen. Jedes Mädchen durfte selbst einen Stoff mitbringen. Sonja brachte einen weißen, dünnen Crêpe-Stoff und wollte daraus einen Minirock nähen. Sonja war die Schönste der Klasse, sehr klein und mit einer Mähne blonder Locken. Unsere Lehrerin, Fräulein Räblein, lehnte den Minirock kategorisch ab. Fräulein Räblein war eine ältliche Dame, die Wert darauf legte, als Fräulein angesprochen zu werden. Aber Sonja gab nicht auf. Am Ende reichte ihr Rock bis knapp zum Knie, und wie alle befürchtet hatten, sah sie darin super aus.

Wenn man anfängt, dick zu werden, sind die anderen das größte Problem. Vor allem Mädchen kennen in Fragen des Körpers keine Gnade. Sie wissen früh, dass sie als Frauen in erster Linie mit dem Körper konkurrieren werden, und fangen schon als Kinder damit an. Am Anfang der Pubertät belauern sie einander, keine soll schneller sein als die andere. Jede, die sich zu verwandeln beginnt, wird zum Objekt gnadenloser Betrachtung und Bewertung. Der Frauenkörper ist ein Eindringling in die Mädchenwelt, an dem man abliest, was auf einen zukommt. Wenn die Verwandlung begonnen hat, muss man enorme Mühe aufbringen, um seinen Platz in der Mädchenschar zu behaupten. Wenn der Busen kommt, beginnt man auch den Jungen aufzufallen und die Fremdheit nimmt noch zu.

Mir war die Diskussion um Sonjas Rock, schon die Erwähnung des Wortes «Minirock» peinlich. Die erregte Debatte über die Rocklänge, der sich die anderen Mädchen anschlossen, betraf mich nicht. Dafür galt ich als zu dick. Zwar war ich es noch gar nicht. Ich war nur etwas weniger dünn als die meisten Mädchen. Aber es war auch gar nicht mein tatsächlicher Körper, der mich für den Minirock disqualifizierte. Es reichte die Bewertung der anderen. Die Einordnung, die meine Beine und mein Rumpf im Mädchenkörpersystem meiner Klasse bekommen hatten, wies mir meinen Platz zu. So fing es damals wohl an.

Bei jedem Mädchen wurde von Fräulein Räblein einzeln Maß genommen. Die anderen schauten zu. Ich hatte schon die ganze Woche Angst vor diesem Moment. Meine Taille war deutlich umfangreicher als die von Sonja, ich war auch viel größer als sie. Als Fräulein Räblein meine Zahl vom Maßband ablas, wurde sie ohne Häme zur Kenntnis genommen und nicht weiter kommentiert. Ich wurde für meine Figur nie gehänselt, dazu war sie nicht extrem genug. Aber die anderen verglichen sich auch nie mit mir. Wenn es um die Figur ging, lief ich außer Konkurrenz, das registrierte ich mit kaltem Schmerz.

Bei meinem Rock machte Fräulein Räblein dann einen Fehler oder sie schob mir eine Idee unter, die meinen Jupe von den anderen unterschied. Sie ließ mich nicht eine Stoffbahn an die nächste nähen, bis eine weite Glockenform entstand. Bei mir wurden die Volants einzeln auf eine Basis genäht, so dass mein Rock am Schluss aussah wie eine pinkfarbene Torte. Er reichte bis zur Wade und ich trug ihn nur ein einziges Mal.

Mit meiner Mutter sprach ich nicht über diese Dinge. Irgendwann hatte sie beiläufig erwähnt, dass wir demnächst einen BH für mich kaufen müssten. Das erledigten wir in einer Viertelstunde in einem Unterwäschegeschäft. Damals hatte ich schon die ersten Diäten gemacht, ohne besondere Ergebnisse. An meinen strammen Beinen konnten die fettfreien Eierstiche, die meine Mutter für mich buk, nichts ändern. Trotzdem machte sie damit weiter. Von den Mürbeteigplätzchen, die ich nach der Schule kaufte und in meinem Zimmer aß, während ich auf dem Bett lag und *Bravo* las, wusste sie vermutlich nichts.

Meine Mutter war einmal dick und unglücklich gewesen. Mit 16 Jahren war sie alleine in die Stadt gezogen, um einen Beruf zu lernen. Sie fühlte sich einsam und überfordert. Sie aß. Plötzlich wog sie über 80 Kilo, obwohl sie nur 1,60 Meter groß ist. Das konnte sie nicht ertragen. In ihrem Kopf legte sie einen Schalter um. Seither kontrolliert sie ihren Körper mit eiserner Disziplin, seit fast sechzig Jahren. Sie hat nie wieder zugenommen. Ihr Körper blieb in den Grenzen, die sie ihm setzte. Meiner tat es nicht. Für meine Mutter muss es eine Verwandlung wie aus einem Horrorfilm gewesen sein. Mein Körper begann aufzuquellen, er stieß an die Hosen und die Bünde, die Waden wurden rund, der Bauch wölbte sich. Ich weiß, dass meine Figur meine Mutter nachts nicht schlafen ließ. Am Morgen beim Frühstück sagte sie es mir manchmal.

Mein Vater machte nur hin und wieder eine Bemerkung, ob ich nicht bald abnehmen wolle. Darauf wusste ich nie eine Antwort. Seit einer Weile wohnte er nicht mehr bei uns. Er war erst als Familienvater plump und schwer geworden. Kurz nachdem ich in die Schule gekommen war, magerte er sich aus dieser Rolle wieder heraus. Er aß eine Weile fast gar nichts mehr, auch kein gelbes Gewürzpulver, und wurde für ein, zwei Jahre wieder hoch und schmal wie ein junger Mann. Egal, ob er gerade dick oder dünn war, er fand immer Frauen, die es ihm leicht machten. Mit einer zog er fort, als ihm das Abnehmen gelungen war.

Das eigene Fett hat für jeden Dicken eine andere, individuelle Bedeutung. Aber alle haben gemeinsam, dass sie weder die Last noch die Bedeutung in einem einzigen Akt der Befreiung loswerden können. Sie müssen sie langsam abbauen, in kleinen, mühsamen Einheiten. An einzelnen Tagen, in einzelnen Stunden, einzelnen Momenten, in denen sie sich jedes Mal von neuem entscheiden, etwas nicht in den Mund zu stecken. Viele Male am Tag, wo sie Nein sagen müssen. Eine Kette von Neins, jedes mit größter Mühe aufgefädelt. Und die Wahrscheinlichkeit, dass das Ergebnis anhält, ist minimal.

Es wäre so viel besser, wenn man irgendwo lernen könnte, auf die richtige Weise dick zu sein. Wenn das Fett nicht mehr Symbol für alles das sein müsste, was einen unglücklich macht. Aber wer soll es einem beibringen?

«Du bist nicht schön», sagte mein Vater, als ich ungefähr 15 Jahre alt war. «Darum musst du in der Schule gut sein.» Ich saß in seinem Büro und quälte mich mit Mathematik. Ein paar Monate zuvor hatte ich angefangen, meine Haare dunkler zu färben und die Augen zu schminken. Ich fand, ich sah geheimnisvoll und tiefgründig aus. An manchen Tagen auch schön. Ich dachte mir nichts dabei, dass ich anders war als all die besten Freundinnen, die ich, eine nach der anderen, immer für ein paar Jahre hatte. Die kühle Mireille mit den langen, dicken Haaren und den edlen Pullovern in der Grundschule war die Erste gewesen. Dann kam die kapriziöse Victoria mit ihren grünen Augen und der gesprenkelten

Nase. Seit kurzem war es die bedrohliche Mariella mit dem Frauenbusen und dem ausufernden Mund, die mein Vater gerne mit blöden Sprüchen bedachte, wenn sie zu Besuch kam. Seit ich ein Kind war, hatte ich mit sicherem Instinkt immer das hübscheste Mädchen der Klasse als Freundin erobert. Über unser Aussehen sprachen wir nie. Heute frage ich mich, ob ich von ihnen vielleicht das Schönsein lernen wollte. Für Mireille kaufte ich glänzende Haarspangen, die in meinem feinen Schopf nicht gehalten hätten. Von Victoria borgte ich mir die klirrenden Ohrringe, die sie im Urlaub in Italien kaufen durfte, und ich beneidete sie um die glitzernden Strumpfhosen, die sie von ihrer Mutter geschenkt bekam. Nach ein paar Jahren gingen die Freundschaften immer auseinander. Eine dicke Freundin hatte ich nie. Was hätte ich mir von ihr abschauen sollen?

Meine Mutter wäre bei meiner Geburt fast gestorben. Während ich mich aus ihrem Körper kämpfte, wurde ein Blutklumpen aus einer Vene in die Lunge gespült. Ihr Herz begann zu rasen wie noch nie zuvor. Ein Zufall ließ sie die Embolie überleben. Davon weiß ich seit meiner Kindheit. In manchen Alpträumen erinnere ich mich immer noch daran. Vor kurzem hat sie zum ersten Mal den Grund genannt. «Die Embolie hatte ich, weil ich während der Schwangerschaft nicht genug getrunken habe», sagte meine Mutter. «Es war schon so warm und ich wollte nicht noch aufgeschwemmter sein.»

Für einen schlanken Körper hat meine Mutter ihr Leben riskiert. Und meines. Auch sie kam als Lehrerin nicht in Frage.

Meine Freundin Annika buk ständig Kuchen. Auch Kekse. Lebkuchenhäuser. Sie kochte mit Fett und Butter. Aber sie aß nie mit. Annika war schmal und hoch. Nur ihre Fesseln waren kräftig, das kam vom Sport. Annika ging jeden Abend joggen, im Wald hinter dem Haus ihrer Eltern. Schon als junges Mädchen hatte sie keine Angst vor dem Wald. Sie nahm einfach den Hund mit. Annika wusste, dass ich ihre Kuchen und Kekse essen würde, auch die Spaghetti, die sie manchmal abends kochte. Sie saß mit mir am Tisch und trank Tee. Ich aß praktisch für sie mit, darüber mussten wir nicht reden. Richtige Freundinnen waren wir damals schon nicht mehr. Aber es würde noch ein paar Jahre dauern, bis wir es merkten.

Am Samstag verabredeten wir uns meistens zum Trödelmarkt. Wir kauften Schmuck oder Kleidung, altertümliche schwarze Gewänder, mit Borten verziert. Annika sammelte gemusterte Strumpfhosen. Ich war eher auf altmodische Schuhe spezialisiert. Einmal sahen wir ein wunderschönes altes Kleid aus schwarzem Samt und Spitzen. Es war ziemlich teuer, obwohl wir zu handeln versuchten. Wir wechselten nur einen kurzen Blick und waren uns einig, dass wir das Kleid zusammen kaufen. Einer der sinnlosesten Käufe unseres Lebens. Ich konnte das Kleid nicht schließen, auch wenn ich die Luft anhielt. An Annika schlackerte es so, dass sie beinahe zwei Mal hineingepasst hätte. Kurz lachten wir noch darüber, danach erwähnten wir das Kleid nie mehr. Annika war schon so mager, dass die Adern an ihren Armen wie Seile hervorstanden. Auch Annika war kein Vorbild. Sie mochte es nicht, wenn ich auf Diät war. Das ließ sie mich auch ohne Worte spüren.

Die dickste Frau, die ich kenne, ist Norma. Manchmal treffe ich sie vor dem spanischen Supermarkt. Sie wirkt wie eine afrikanische Königin, obwohl ihre Haut hell ist. Sie hat ein keckes Gesicht mit feinen Zügen und lebhaften Augen, und sie wiegt ungefähr 180 Kilo. Norma lächelt meistens, zum Beispiel wenn sie mit ihrem Fahrrad durch die Straßen fährt. Norma ist immer zu einem Schwatz bereit. Meist trägt sie weite Gewänder, die sie selbst näht, ebenso wie die Turbane auf ihrem Kopf. Norma legt Wert auf schöne Schuhe, das letzte Mal trug sie Ballerinas aus feinem spanischem Leder. An ihrem Hals pendeln Ketten aus bunten Kugeln. Norma ist eine Erscheinung und das weiß sie.

«Ich hätte Lust, mit dir einen Kaffee zu trinken. Darf ich mich zu dir setzen?», hat sie beim letzten Mal gefragt. Mit Norma kann man nicht einfach drei Minuten plaudern und dann weitergehen.

Manchmal sehe ich Norma monatelang nicht auf der Straße. «Ich musste mich zurückziehen», sagt sie, wenn ich sie danach frage. «Früher war ich ein schlankes, hübsches Ding», sagt sie manchmal. Wann ist Norma so dick geworden und warum? Wie hat sie gelernt, sich trotzdem so zu zeigen, wie sie ist? Ich traue mich nicht, sie zu fragen. Zwischen uns ist das Wort «dick» noch nie gefallen. Es gelingt mir nicht, dieses Wort bei anderen Dicken auszusprechen. Es erscheint mir zu intim. Es erscheint mir zu brutal.

Wiegt die Wahrheit hundert Kilo?

Hortensia lernte ich im Urlaub kennen. Wir besuchten beide gleichzeitig eine gemeinsame Freundin, die seit ein paar Jahren allein in einem alten Bauernhaus in Süditalien wohnte. Weil sie sehr viel arbeitete, lud sie uns ein, zur selben Zeit zu kommen. Wir könnten uns dann tagsüber Gesellschaft leisten, während sie bei der Arbeit war. Abends könnten wir zusammen essen. Darauf freute sie sich: dass jemand für sie gekocht hat, wenn sie nach Hause kommt.

In dieser Zeit war ich dicker als je zuvor. Mein liebstes Kleidungsstück war eine weite Nadelstreifenhose in Größe 48. Ich wusste nicht genau, wie es zu dieser Kleidergröße gekommen war. Die 46 war eines Tages einfach zu eng. In der Spezialabteilung eines Kleidergeschäftes, die ich beiläufig betrat, sah ich kurz darauf die Nadelstreifenhose, die auf Anhieb passte. Zu dieser Zeit hatte ich plötzlich beruflichen Erfolg und ich dachte eher an meine Bücher als an meinen Bauch. Abgesehen von den engen Hosenbünden bereitete mein Körper mir keine Probleme. In meiner Wohnung gab es schon seit längerem keine Waage mehr und auch anderswo vermied ich es, mich auf eine zu stellen. Ich fürchtete mich davor, mein Gewicht zu erfahren. Ich hatte Angst, dass die Waage einen verschwommenen Zustand scharf stellen würde. Dass ich augenblicklich etwas tun müsste und nicht wüsste, was. Ich ahnte, dass die Waage eine Zahl zeigen würde, die ich mit meinem Bild als Frau nicht mehr in Überein stimmung würde bringen können. Dass ich mich auf verbotenem Territorium befand. Tief im Inneren fürchtete ich, dass ich mich durch meinen Umgang mit dem Essen zur Außenseiterin gemacht hatte. Dass ich büßen müsste, weil ich beim Essen nicht so brav und maßvoll war, wie es die Gesellschaft von mir als Frau erwartet.

Auch Hortensia war dick. Kochen war ihr Hobby. Für jeden Tag ihrer Ferien hatte sie einen Speiseplan mit mehrgängigen Menüs ausgearbeitet. Sie stellte sich vor, dass wir jeden Abend vor dem Bauernhaus an einer langen Tafel sitzen würden, wie in einem Film. Am zweiten Tag lud sie mich ein, mit ihr auf den Markt zu fahren, um einzukaufen. Der Markt, überhaupt das ganze Städtchen sah aus wie von einem Bühnenbildner gestaltet. Wir füllten unsere Körbe mit Auberginen, Tomaten, Zucchini und Brot und radebrechten lachend mit den Männern hinter den Ständen. Danach wollte Hortensia noch Nachtisch kaufen, in der besten Confiserie am Ort. Ich wartete mit unseren Einkäufen auf dem Dorfplatz. Nach einer Weile kam Hortensia zurück, mit noch mehr knisternden Taschen. Aus einer zog sie einen großen Zellophanbeutel voller Nusskonfekt und hielt ihn mir hin. Zaghaft nahm ich eine Makrone und knabberte daran, wie ich es immer tat, wenn ich im Beisein anderer Leute Süßigkeiten aß. Ich versuchte, so genüsslich wie möglich hineinzubeißen. Hortensia erledigte ihre Makrone mit zwei Bissen. Danach nahm sie sich eine zweite. Sie war begeistert vom zarten Schmelz des Gebäcks. Auch mir hielt sie die Tüte wieder hin.

Ich esse Süßigkeiten gerne schnell. Ich mache mir nichts daraus, ein einziges Stück Schokolade minutenlang im Mund zergehen zu lassen. Dabei wird mir langweilig. Schokolade möchte ich kauen wie Brot. Bei Konfekt, Biskuits, Gebäck ist es nicht anders. Der Genuss von Süßigkeiten liegt bei mir im Jähen, auch im Maßlosen, und in der leichten Übersättigung danach. «Kindergeburtstag» nennt mein Mann dieses Gefühl, wenn man in kurzer Zeit so viele Süßigkeiten gegessen hat, dass man von allein aufhört, weil einem sonst übel wird.

Zu Hortensia sagte ich das, was ich meist sage, wenn Leute mir Süßigkeiten anbieten. «Nein danke, wenn ich anfange, finde ich kein Ende mehr.» Hortensia griff noch einmal in die Tüte. «Kein Problem, ich habe für nachher noch mal zwei Tüten mitgenommen», sagte sie kauend.

An diesem wunderschönen, frühsommerlichen Nachmittag in Süditalien wurde Hortensia zu meiner Fresskumpanin. Es war das erste Mal, dass ich mit einem dicken Menschen aß, ohne mich zu verstecken. Zuerst gab mir das ein Gefühl von Nacktheit, das mich verunsicherte. Aber dann gefiel es mir. Hortensia schwamm auf der gleichen Welle wie ich. Sie wollte jetzt einfach in der weichen Süßheit dieser Stücke baden, sie wollte sich daran berauschen, und weiter gab es dazu nichts zu sagen. Eine große Spannung wich von der Welt, während wir nebeneinander auf einer Bank saßen und einträchtig vor uns hin kauten. Dann fuhren wir zurück, um das Abendessen vorzubereiten. «Jetzt brauche ich etwas Herzhaftes», sagte Hortensia.

Während wir die Taschen, Tüten und Weinkisten über den grasbewachsenen Innenhof in die Küche trugen, machten wir Pausen, in denen wir große Stücke vom frischen Weißbrot abrissen, sie dick mit gesalzener Butter bestrichen und dann in wenigen Bissen verschlangen. Es war herrlich. Während Hortensia anfing, Gemüse zu schälen, goss ich knackig kühlen Weißwein ein. Ich fühlte einen intensiven Moment des Glücks. Diesen Nachmittag, das Zusammenspiel aus Licht und Einklang, aus Entspannung und Genuss habe ich nicht mehr vergessen.

Es hat mir gut getan, mit Hortensia auf diese Weise über die Stränge zu schlagen. Maßlos zu essen und dabei Gesellschaft von jemandem zu haben, der dasselbe tat. Es hat mir gezeigt, dass mein Dicksein und das damit verbundene Verhalten auch eine Quelle des Glücks sein können. Dass dieses Glück, das aus dem Übermaß entsteht, ein Teil von mir ist. Das wäre nicht möglich gewesen, wenn ich für einen einzigen Augenblick an Mäßigung gedacht hätte. Die dicke Hortensia machte möglich, dass es mir gar nicht in den Sinn kam. An diesem Nachmittag taten wir beide das, was wir als Dicke von Natur aus können: aus dem Vollen schöpfen.

Es war nur ein Mosaikstein und es löst nicht die Frage, warum ich so oft am Küchentisch Essen in mich hineinschaufle, stumpf und traurig, um eine Pause vom Leben zu haben. Aber er machte mir klar, dass ich darauf nicht für immer verzichten will. Dass ich andere Wege finden muss, um mit meiner Maßlosigkeit in Frieden zu leben. In einer für mich vertretbaren Kleidergröße.

Ich mag nicht immer maßlos sein. Auch das würde mich langweilen. Ich betrinke mich ja auch nicht jeden Tag. Aber ich muss öfter maßlos sein als die meisten Leute, die ich kenne. Es ist ein inneres Bedürfnis.

Ich weiß nicht, ob Fulio schon einmal eine Diät gemacht hat. Fulio habe ich bei Bekannten kennengelernt. Von seinen Freunden wird Fulio «Fluffy» genannt, Flauschi. Aber Fulio ist nicht flauschig. Fulio ist groß, dick und außerordentlich schroff. «Ich hab's nicht so mit Menschen», sagt er, wenn man ihn fragt, warum er auf nahezu jede Kontaktaufnahme abweisend reagiert. Fulio ist Wissenschaftler. Sein Hobby ist das Kochen, er betreibt es mit einer verschrobenen Lust, die als das Sympathischste an ihm erscheint. Meist kocht er für den immer gleichen kleinen Kreis derjenigen, die ihn Flauschi nennen. Bei ihnen glättet er seine Stacheln. Sobald zusätzliche Gäste dabei sind, stellt er sie wieder auf. Damit das nicht auffällt, hat er eine Angewohnheit entwickelt. Sobald das Dessert verspeist ist, zieht Fulio sich in die Ecke eines Sofas zurück und schläft im Sitzen, bis der Abend vorbei ist. Er schließt einfach die Augen und ist dann nicht mehr da. Fulios Frau ist schmal und freundlich. Meist setzt sie sich neben ihn und schläft eine Runde mit, während die anderen sich weiter unterhalten. Für Fulio funktioniert das Dicksein, zumindest in diesem Rahmen. Es hält ihm andere Menschen vom Leib. Und es ermöglicht ihm die glücklichen Momente am Tisch. Die anderen Teile des Lebens, so scheint es, hat er dafür in Zahlung gegeben. Für ihn scheint diese Rechnung aufzugehen. Ich fühle mich unwohl, wenn Fulio in der Nähe ist. Seine Schroffheit beleidigt mich und seine immense Masse stößt mich ab. Aber damit muss ich mich abfinden. Es geht nicht darum, ob einem dicke Menschen gefallen oder nicht. Es geht darum, dass sie nun einmal da sind und dass sie ein Recht auf ihren Körper haben.

Die meisten Menschen sind mit dem Jojo-Effekt dick geworden. So nennt man das Phänomen, dass ein Körper nach einer radikalen Gewichtsreduktion die verlorenen Kilos in kurzer Zeit wieder anlegt. Meist kommen noch ein paar Kilos dazu. Bei der nächsten Diät hält er noch hartnäckiger daran fest. Bis ein Mensch so viel Übergewicht hat, dass er sich völlig machtlos fühlt und aufgibt. Bis er über seinem Gewicht tatsächlich krank wird.

Ein leichterer Körper braucht weniger Kalorien, um seine Funktionen aufrechtzuerhalten. Nach jeder Mangeldiät sinkt der Grundverbrauch an Energie. Wenn man zu den normalen Essgewohnheiten zurückkehrt, legt der Körper die überschüssigen Kalorien als Polster an. Mit Diäten wird der Körper regelrecht darauf trainiert, immer stabilere Polster anzulegen.

Ein Viertel der Mädchen zwischen 12 und 17 Jahren und jeder zehnte Junge in dieser Altersgruppe in Deutschland haben schon einmal eine Diät zur Gewichtsreduktion gemacht. Das hat die KiGGS-Studie zur Ernährungssituation von Kindern und Jugendlichen in Deutschland 2006 ergeben. Im Rahmen einer Studie der Universität Jena wurden ein Jahr später Kinder zwischen acht und zwölf Jahren zu ihrem Körperbild befragt. 32 Prozent der Normalgewichtigen bezeichneten sich als «zu dick». 18 Prozent der Mädchen hielten Diät. Und 19 Prozent der Jungen.

Der ehemalige Politiker Joschka Fischer hat den Jojo-Effekt in radikaler Weise vorgeführt. In seinen jungen Jahren war von Fischers Veranlagung nichts zu sehen. Er führte nach eigenen Angaben ein aufregendes, aber seelisch stressarmes Leben mit viel Sport sowie für ihn befriedigenden politischen und privaten Aktivitäten. Im Alter von 37 Jahren wechselte er in die große Politik, zunächst als hessischer Umweltminister. Das folgende Amt als weltweit erster grüner Umweltminister fiel in die Zeit der Atomkatastrophe von Tschernobyl. Diese Zeit empfand Fischer nach eigener Aussage als enorme psychische und physische Überforderung. Er litt unter Schlaflosigkeit und nächtlichen Angstattacken, er arbeitete buchstäblich Tag und Nacht und an den Wochenenden. In zwölf stressigen Jahren nahm er etwa 40 Kilo zu. Schließlich hatte er ein Gewicht von 112 Kilo bei einer Körpergröße von 1,81 Meter. Das entspricht einem Body-Mass-Index von 34,2 und gilt als krankhaft fettleibig. Nach eigenen Angaben fühlte er sich körperlich am Ende und nahe an einem gesundheitlichen «Debakel».

In dieser Zeit trennte sich Fischers damalige Frau von ihm, was er als schwere persönliche Niederlage empfand. Um eine Wende in seinem Leben herbeizuführen, nahm Fischer die sportliche Betätigung seiner jungen Jahre wieder auf. Überdies begann er mit dem Lauftraining. «Jünger konnte ich nicht mehr werden», sagte er. «Aber dünner.» Um für das morgendliche Training fit zu sein, begann er, auf schwere Speisen und Alkohol zu verzichten. In etwas mehr als einem Jahr verlor Fischer auf diese Weise 37 Kilo und konnte an Marathonläufen teilnehmen. Darüber schrieb er 1999 ein Buch mit dem Titel «Mein langer Lauf zu mir selbst».

Heute, gut zehn Jahre später, ist Fischer wieder ungefähr so dick wie zuvor und hat das Laufen aufgegeben. Er zeigt sozusagen den Jojo-Effekt im Vollbild. Das ist kein Grund zur Häme und auch kein Beweis dafür, dass bei dick veranlagten Menschen die «eigenen falschen Entscheidungen» schuld seien, wenn sie «fett und übergewichtig» werden, wie Fischer selbst in seinem Buch schrieb, als er gerade schlank war. Es ist ein Zeichen dafür, dass die Natur ihre Regeln auch bei ausgesprochenen Willensmenschen nicht aussetzt. Es zeigt, dass in so existenziellen Fragen wie dem Gewicht meist der Körper das letzte Wort behält. Von 100 übergewichtigen Menschen, denen es gelingt, ihr Gewicht zu verringern, sind 85 nach spätestens vier Jahren wieder so schwer wie vorher. Das haben Adipositas-Experten der Ruhr-Universität in Bochum 2007 mitgeteilt. Die Gründe dafür sind den Medizinern unklar.

In seiner Magisterarbeit hat sich der Bremer Soziologe Friedrich Schorb mit der gesellschaftlichen Wahrnehmung von Fettsucht beschäftigt. Er verweist auf mehrere Studien, die ergaben, dass extrem Dicke, die unter professioneller Hilfe langfristig abgenommen haben, zwei Jahre nach Ende des Therapieprogramms im Durchschnitt nur gerade drei Kilo leichter waren. Dass sie die Quälerei weder gesünder noch glücklicher gemacht hat. Dass aus einem Dicken niemals ein echter Dünner wird.

Zwar wandelte sich Joschka Fischer vor aller Augen triumphierend «vom Mops zum Asketen», wie er in seinem Buch schreibt. Aber er triumphierte zu früh. Der Mops schlug zurück. Der Mops schlägt praktisch immer zurück. Warum fällt es uns so schwer, das zu akzeptieren?

Eine ganze Industrie lebt davon, dass wir mit unserem Fett nichts mehr zu tun haben wollen. Sie bietet uns an, dass wir den Teil von uns, der dick sein könnte oder dick geworden ist, bei ihr abgeben können und ihn nie wieder sehen müssen. Dieses Versprechen ist so groß, dass wir ihm nicht zu widerstehen vermögen. Aber der Preis dafür ist hoch. Wir bezahlen mit einem Stück unserer Identität. Und wir drücken uns damit vor der eigentlichen Aufgabe, die viel schwieriger ist. Es ist die Aufgabe, auf die für uns richtige Weise dick zu sein.

Wenn man als Dicker schlank sein will, vergeudet man sehr viel Kraft an ein falsches Versprechen. Und man verliert Zeit für diese andere Aufgabe, die viel lohnender ist. Auf die richtige Weise dick zu sein bedeutet unter anderem, dass man irgendwann herausfinden muss, wo für den eigenen Körper die Grenze liegt zwischen «dick» und «zu dick». Diese Angelegenheit ist persönlich; keine Tabelle, keine Norm kann sie einem wirklich abnehmen. Auf die richtige Weise dick zu sein ist eine schwere Aufgabe, die man für sich selbst lösen muss.

Vor kurzem habe ich Norma meinen Ring über den Tisch gereicht. Es ist ein riesiges, schweres Stück aus Gold mit zwei kleinen Tieren und einem leuchtenden Stein darauf. Norma wog den Ring in ihrer Hand, wie im Spiel ließ sie ihn über ihren Finger gleiten, bis zum Mittelglied. Spielerisch zog sie ihn wieder vom Finger, wobei er hängen blieb. Während wir weitersprachen, probierte sie es noch einmal, beiläufig, aber nicht ohne Aufmerksamkeit, bis der Ring über ihren Finger glitt, ganz hinunter, und eine kurze Weile dort blieb. Das erscheint mir typisch für Norma und ihre königliche Erscheinung mit den Turbanen und den wehenden Gewändern. Norma gibt nicht nach. Sie macht keinen Druck, aber sie gibt auch nicht nach. Sie ist ein starker Charakter, der in einem großen Körper wohnt. Danach zog sie den Ring sorgfältig wieder von ihrem Finger und gab ihn mir zurück.

Norma hat gelernt, mit ihrem Dicksein umzugehen und sich von ihrem Körper an nichts hindern zu lassen. Sie ist so viel dicker als ich, überall, wo sie auftaucht, drehen sich die Leute nach ihr um. Seit sie älter geworden ist, atmet Norma manchmal schwer. Sie muss gelernt haben, auch mit der Angst und der Verzweiflung zu leben, die ein so ausufernder Körper mit sich bringen kann. In letzter Zeit zieht sich Norma öfter zurück. Aber wenn sie da ist, ist sie ganz da.

Es beunruhigt mich, mit Norma zusammen zu sein. Neben ihr verschwimmen meine Maßstäbe. Neben ihr fühle ich mich fast schlank. Wo liegt für mich selbst der Unterschied zwischen «dick» und «zu dick»? Ich muss eine Antwort finden, die unabhängig ist von meiner Perspektive. Unabhängig davon, neben wem ich sitze und mit wem ich mich vergleiche. Es muss eine Antwort sein, auf die ich mich verlassen kann. Sonst komme ich nie gegen die Stimmen an, die mich mit ihren Verheißungen bombardieren.

Das Problem ist gar nicht, dass man als Dicker immer abnehmen will. Das Problem ist, dass fast jeder Dicke zu viel abnehmen will. Man will abnehmen, bis man schlank ist. Man gibt dem Schlanksein eine falsche Bedeutung. Man verleiht der Diät eine falsche Macht.

Ich habe immer abgenommen, um wieder in ein bestimmtes Kleidungsstück zu passen. Meist war es ein Teil, das ich vor Jahren gerne trug. Der dunkelrote Rock mit goldenen Fäden, in dem ich auf vielen Partys getanzt habe. Die blaue Jeans mit dem weiten Schlag. Eigentlich sind sie abgetragen und ich habe neue, schönere. Trotzdem kann ich mich nicht von ihnen trennen und probiere sie immer wieder an, frustriert, weil sie mich kneifen. Im Grunde will ich in eine Zeit zurückschlüpfen, in der dieser Rock, diese Jeans neu waren. Es sind Zeiten, die mir im Rückblick glücklich vorkommen, schwereloser und mit weniger Kummer verbunden. Dort möchte ich wieder hin. Die Sorgenfalten rückgängig machen. Eigentlich will man sich häuten. Stattdessen fängt man an zu hungern.

Ich muss für mein Essverhalten Varianten finden. Schwierig sind die normalen Tage. Wo ist da die Grenze, um nicht ständig über die Stränge zu schlagen, nur weil ich es kann? Und trotzdem nicht enttäuscht vom Tisch aufzustehen? Wie kann ich meinem Körper klarmachen, dass er an einem Tag mehr bekommt als am nächsten, wenn doch immer genug von allem da ist? Wie kann ich ihm die Angst nehmen, dass er demnächst wieder hungern muss? Wie kann ich ihn überzeugen, dass er sich manchmal mäßigen kann, ohne dass das Gefahr bedeutet?

Mein Körper ist so veranlagt, dass er sich erst ganz spät und nur ganz leise meldet, wenn er genug hat. Über viele Jahre habe ich mir angewöhnt, auch diese Stimme zu überhören. Mehr zu essen, als ich wirklich wollte, dicker zu werden, als ich wirklich bin, war für mich auch ein Akt des Ungehorsams. Das habe ich früh gelernt, aber spät begriffen.

Wie findet man den Weg zurück, wenn man zu weit gegangen ist? Wie kann man lernen, als Dicker die Verantwortung für seinen Körper zu tragen, ohne den falschen Versprechungen aufzusitzen? Wo findet man eine Antwort, wenn schon die Frage verboten ist?

Inzwischen brauche ich keine Fresskumpane mehr, um die Schokolade wie Brot zu essen, wenn mir wirklich danach ist. Aber meistens bereite ich meine Mahlzeiten so vor, dass ich dazwischen nicht ans Essen denke und mein Körper zufrieden mit mir ist. Gegen das Zuviel helfen meist ein paar Tricks. Ich esse immer nur einen Teller voll. Manchmal drängt es mich, ihn übermäßig vollzutürmen, nur um sicher zu sein, dass ich am Ende genug habe. Und ich esse nie zwischen den Mahlzeiten, auch keine Früchte oder Süßigkeiten. Sie spare ich mir zum Nachtisch auf, und auch ihre Menge lege ich vorher auf einem Teller fest. Wenn es sein muss, bereite ich mir einen riesigen Suppenteller mit Pralinen und Keksen vor und stelle einen Pudding dazu. Meist kann ich einen Teil davon übriglassen. Und ich schreibe noch immer alles auf, was ich esse. Nicht die Menge, aber die Namen und die Zeit. Diese Regeln kann ich immer einhalten. Sie machen, dass ich mich beim Essen einigermaßen sicher fühle.

Manchmal flüstert mir mein Kopf trotzdem Dinge zu. Dass ich doch ein ganz kleines bisschen verzichten könnte. Nur etwas weniger auf den Teller schöpfen. Die Nudeln weglassen. Oder die Butter. Das Brot. Ein paar Kekse durch einen Apfel ersetzen. Nur bis ein, zwei Kilos runter sind. Ich sage jedes Mal laut und deutlich Nein. Aber mein Kopf ist hartnäckig. Irgendwo in seinen hintersten Windungen wohnt immer noch dieser Traum. Du könntest doch, nur ein bisschen. Es ist doch nicht so. Du hast doch schon mal. Es wäre doch. Du würdest wieder in. Manchmal preist mein Kopf mir die Verheißungen der Schlankheit an wie ein Drogendealer seine Ware. Ich sage immer wieder Nein. Er hört trotzdem nicht auf zu fragen. Nur die Sicherheit der vollen Teller, das Wissen, dass ich nicht mehr von mir selbst verlange als das Einhalten dieser simplen Regeln, das Versprechen, dass ich mich nicht mehr hungern lasse, schützen mich davor, ihm wieder auf den Leim zu gehen. Das Versprechen, dass ich keine Kleider mehr kaufe, die kleiner sind als Größe 44.

Ich möchte nicht jemand anderes sein müssen, damit ich mich wertvoller fühlen kann. Obwohl ich mit dieser Botschaft jeden Tag, auf jedem Sender, in jeder Zeitschrift konfrontiert werde: dass ich wertvoller wäre, wenn ich nur ein bisschen schlanker wäre. Dass es in meiner Hand liegt, ob ich wertvoller werden will. Aber ich bin eine dicke Frau und ich werde es immer bleiben. Ich will mich nicht in falscher Münze wiegen. Ich will, dass für mich Raum ist in dieser Gesellschaft. Jetzt. So wie ich in diesem Moment bin. Sogar dann, wenn ich gerade etwas dicker bin, als ich eigentlich sein müsste.

«Deutschland hat die Chance, sich als Standort zu positionieren, der eine Zivilisationskrankheit, welche die ganze Erde erfassen wird, am ehesten und effektivsten in den Griff bekommen hat», schreibt Renate Künast 2004 in ihrem Buch «Die Dickmacher». «Warum setzen wir uns nicht zum Ziel, jenes Land zu werden, das weltweit führend ist in Fragen der individuellen Gesundheit, das der neuen Epidemie Adipositas ein neues und ganzheitliches Konzept entgegensetzt? Wer, wenn nicht wir?»

Sie hätte es auch so ausdrücken können: Am deutschen Gesundheitswesen soll die Welt genesen.

Tatsächlich kann niemand mit Zahlen belegen, welche zusätzlichen Kosten stark übergewichtige Menschen dem Gesundheitssystem überhaupt aufbürden. Auch sehnige Manager haben Bluthochdruck. Auch Schlanke kriegen Herzinfarkte. Auch Menschen, die jeden Tag joggen gehen, können schwer und jahrelang erkranken.

Das Deutsche Helmholtz-Forschungszentrum für Umwelt und Gesundheit in München hat 2007 für eine Studie rund tausend Menschen aus der Region Augsburg zufällig ausgewählt. Von jedem Teilnehmer wurde ermittelt, welche Kosten er dem Gesundheitssystem verursacht, welchen BMI er hat und ob die dickeren Teilnehmer die Krankenkassen teurer zu stehen kommen. Herausgekommen ist, dass ein solcher Zusammenhang nicht besteht. Die Probanden mit mäßigem bis starkem Übergewicht (BMI 25 bis 35) verursachten gleich hohe Kosten wie diejenigen mit Normalgewicht. Lediglich Probanden, deren BMI über 35 lag, waren messbar öfter und schwerer krank und kosteten mehr als das Doppelte. Es sind diejenigen, die sich im Dicksein verloren haben. Die, auf die man auf der Straße mit Fingern zeigt.

Wenn ich dünner bin, als ich eigentlich bin, lebe ich in einem Zustand ständiger Instabilität. Das verdirbt mir die Laune und macht mich schwach. Wenn ich dünner bin, als ich eigentlich bin, stehen mein Kopf und mein Körper in einem ständigen Disput. Mein Körper will nicht schlank sein. Ihm ist es egal, ob ich in meine Jeans passe. Er findet es gut, dass ich heute zwei nahrhafte, buttrige Croissants zum Frühstück und ein mächtiges Stück Quiche zum Mittagessen hatte. Besonders, weil es in den Tagen zuvor fast immer nur Salat und Magerjoghurts gab. Aus seiner Sicht verhießen die Joghurts nichts Gutes. So muss ich ihm jeden Tag, an dem ich nach den Regeln der Gesundheitsexperten esse, mühsam abringen. Ich gehe früher ins Bett, um schneller aus der Gefahrenzone zu kommen. Wieder ein Tag geschafft. So sieht kein gutes Leben aus.

Wenn ich dicker bin, als ich eigentlich bin, ist mein Körper wie betäubt. Ein ganzer Teil von mir ist dann lahmgelegt. Ich trage weite Hosen und Jacken und gehe nicht mehr tanzen. Dann fühle ich mich schwer und ein dumpfes Gefühl von Verrat drückt mich nieder. Angst und Enttäuschung legen sich schon morgens wie ein grauer Schleier über mein Leben. Ich stopfe Essen in mich hinein, bis mir schlecht ist, und lasse als Ausgleich zu, dass meine Gedanken ums Abnehmen kreisen.

Wenn ich so dick bin, wie ich bin, zeige ich mein wahres Gesicht. Ich zeige mein wahres Gewicht. Dann stört es mich nicht, dass ich massiger bin als die Frau, die neben mir tanzt. Dann schäme ich mich nicht für das, was ein Partner spürt, wenn er seine Hand auf meine Hüfte legt. Wenn ich so dick bin, wie ich bin, spüre ich kein Gewicht. Dann fühle ich mein Leben. Aber es fällt mir oft schwer, an diesem Punkt zu bleiben. Es ist nie alles gut. Manchmal halte ich mich selbst nicht aus, egal ob ich dick oder dünn bin. Die Lösungen, die der Körper bieten kann, gelten nie für das ganze Leben. Auch in Zeiten, in denen ich auf die richtige Weise dick bin, bedroht mich die Illusion, dass ich noch abnehmen könnte, bis ich schlank bin. Alle großen Diäten habe ich in dieser Stimmung angefangen. Es ist der gefährlichste Zustand, nicht nur für mich.

Als guter Dicker gilt, wer bereit ist, seinen Lebensstil zu verändern, sobald seine Veranlagung sichtbar wird. Wer dick ist, muss ein anderer Mensch werden wollen. Er muss möglichst brutal zu sich selbst sein. Er muss beweisen, dass er sich ändern will. Das ist der Grund, warum es nicht funktioniert. Menschen haben keinen Vorteil davon, wenn sie so brutal wie möglich zu sich selbst sind. Es macht sie auf Dauer krank.

Es ist wahr, dass Dicksein krank machen kann. Und Kranke kosten die Krankenkassen Geld. Aber niemand wird gerne und freiwillig krank. Kein Krebspatient, kein MS-Kranker, kein chronisch Depressiver. Auch kein extrem Fettleibiger. Dass wir krank werden können, ohne dass man uns deshalb aus der Gemeinschaft ausstößt, ist Grundlage unseres Sozialsystems. Es ist eines der besten Sozialsysteme der Welt und wir alle profitieren von ihm. Es ist unwürdig, das große Prinzip der Solidarität in Gefahr zu bringen, nur weil es in eine momentane gesellschaftliche Stimmung passt.

Jeder Mensch hat das Recht, krank zu werden und irgendwann zu sterben. Auch wenn es manchen Leuten immer schwerer fällt, das zu akzeptieren.

Dicksein wirkt in unserer Gesellschaft heute als Provokation, weil man es theoretisch ändern kann. Die Illusion der Machbarkeit beherrscht unsere Gedanken. Auch sie macht uns krank, nicht nur in Bezug auf das Körpergewicht. Unser Gesundheitssystem setzt immer stärker auf diese Illusion. Die Krankenkassen fordern Dicke auf, Diäten zu machen, Sport- und Ernährungskurse zu besuchen, ihre Absicht zur Verschlankung zu beteuern, damit sie Vergünstigungen bekommen. Aber so funktioniert es nicht. Es hilft nichts, die Dicken von den Vorteilen des Schlankseins zu überzeugen. Das wissen sie schon alles selbst.

Es kann nicht darum gehen, aus dicken Menschen dünne Menschen zu machen. Es muss darum gehen, aus dicken Menschen keine kranken Menschen zu machen. Und aus dick veranlagten Kindern keine kranken Kinder.

«1984 waren 12 Prozent aller Minderjährigen übergewichtig, heute sind es bereits 20 Prozent», schreibt Renate Künast 2004 in ihrem Buch. «Und 8 Prozent sind schon adipös, also fettleibig. Hält diese Entwicklung an – und nichts spricht dagegen, dass sie sich verlangsamt –, dann wird im Jahre 2030 jedes zweite Kind fettleibig sein. Nur jeder vierte Deutsche hat dann überhaupt noch ein normales Gewicht. Ein paar Jahre später werden es die Dünnen sein, die auf der Straße bestaunt werden.»

Trotz fehlender Beweise hält ein Teil der Gesellschaft an der Horrorvorstellung der immer dicker werdenden Kinder fest. Manche Menschen sehen in ihnen die Bebilderung ihres größten Schreckens: Es ist die Angst, dass unsere Nachkommen genauso maßlos und gierig werden könnten wie wir selbst.

Seit einigen Jahren verbreitet sich auch die Information, dass immer mehr Kinder an Typ-2-Diabetes erkranken, die im Volksmund «Altersdiabetes» heißt. Als Ursache gilt unter anderem Übergewicht. Damit wird unser Grauen noch deutlicher illustriert. Plötzlich treten Kinder vor unser geistiges Auge, die durch unmäßiges Fressen vorzeitig vergreisen. Es sind Bilder wie aus einem kollektiven Alptraum.

Tatsächlich hat bisher aber niemand eindeutig beweisen können, dass dicke Kinder automatisch zu dicken Erwachsenen werden. Falls überhaupt ein direkter Zusammenhang festgestellt werden konnte, galt er nur für extrem übergewichtige

Kinder, von denen es nicht viele gibt. Dennoch hat die Angst vor frühzeitig verfetteten Kinderkörpern seit ein paar Jahren einen festen Platz in unserer Gesellschaft. Allein, dass es solche Kinder überhaupt gibt, scheint etwas offenzulegen, das wir nicht ertragen können. Etwas, das mit dem Übergang von Unschuld zu Schuld zu tun hat. Etwas, das die Gesellschaft als Omen versteht.

Die Kritik am Dicksein ist fast immer Kritik am Lebensstil im postindustriellen Zeitalter. Es ist der Lebensstil von uns allen. Die Dicken, auch die Kinder, sagen die Wahrheit über unsere Gesellschaft. Es nützt nichts, sie zum Schweigen zu bringen. Dann schießen sie nur umso gespenstischer überall hervor und enthüllen umso offener das, was wir so vehement vor uns selbst verbergen wollen.

2010 haben Forscher vom Institut für Präventivmedizin in Kopenhagen Studien aus 19 Ländern zum Thema Fettleibigkeit im Kindesalter verglichen. Dabei haben sie festgestellt, dass es in den letzten Jahren weltweit zu einer Stabilisierung gekommen ist. Die Anzahl extrem übergewichtiger Kinder nimmt kaum noch zu.

2006 schrieben die Forscher des Robert Koch-Instituts: «Die Lebenszeitprävalenz (Krankheitshäufigkeit im Laufe des Lebens) von Diabetes mellitus betrug nach den Ergebnissen der KiGGS-Studie für die 0–17-Jährigen in Deutschland etwas über 0,1 Prozent.» 17 600 Kinder und Jugendliche wurden untersucht. 25 davon hatten Diabetes. Diabetes ist eine Krankheit, die sowohl erworben als auch angeboren sein kann. Die Verfasser der Studie wiesen ausdrücklich darauf hin, dass «zwischen der Lebenszeitprävalenz von Diabetes mellitus und der Wohnregion, Wohnortgröße, dem Sozialstatus der Familie sowie dem Migrationshintergrund des Kindes» keine Zusammenhänge zu verzeichnen seien.

Das heißt nicht nur, dass sich die Zunahme von Altersdiabetes bei Kindern nicht bestätigen lässt, sondern auch, dass Kinder aus niedrigeren Bildungsschichten nicht öfter zuckerkrank sind als die der Mittelschicht. Das ist eine weitere Furcht, die immer mehr Gesundheitsbewusste teilen: dass die Armen mit ihrer minderwertigen Hartz-IV-Ernährung die Bilanz mutwillig boykottieren könnten.

Die meisten modernen Horrorszenarien lassen sich auch bei übergewichtigen Erwachsenen nicht bestätigen. Zwar nimmt die Anzahl der moderat Übergewichtigen insgesamt etwas zu. Die Anzahl der extrem und krankhaft Übergewichtigen stagniert hingegen. In der Schweiz hat sie sich seit 2007 sogar zurückentwickelt. Das hat 2009 eine landesweite Untersuchung ergeben.

Man könnte die Zahlen so lesen: Menschen werden heute prinzipiell dicker als in früheren Jahrzehnten und fangen früher damit an. Ein kleiner Teil wird davon krank. Aber diese Entwicklung steigt seit einer Weile nicht mehr an.

Die Bevölkerung löscht sich nicht durch Überfressen selbst aus. Es gibt auch keine unendliche Dickheit. Die einzelnen dick veranlagten Menschen sind keine Ballons, die irgendwann platzen, wenn man ihnen nicht Einhalt gebietet.

In der Ernährungsforschung gibt es eine Theorie, die von einem natürlichen Maximum ausgeht. Sie besagt, dass diejenigen Menschen, die aufgrund ihrer Veranlagung dick werden können, es infolge langfristig ausreichender Verfügbarkeit von Essen auch geworden sind. Die Situation in den

USA stützt die Theorie des natürlichen Maximums. Dort gelten etwa siebzig Prozent der Bewohner als übergewichtig oder fettleibig. Die Zahlen bleiben seit einigen Jahren stabil.

In einem Zeitungsinterview sagte die Ärztin und Adipositas-Expertin Susanne Wiesner: «Adipositas ist mittlerweile in den Industrienationen so häufig, dass die verfügbaren Ressourcen gar nicht ausreichen, um allen Betroffenen eine Behandlung anbieten zu können.»

Vielleicht liegt ja gerade darin die Lösung. Vielleicht ist es so einfach. Vielleicht sollte man die Dicken einfach in Ruhe dick sein lassen. Damit sie nicht fett und krank werden. Warum probieren wir es nicht aus?

Machen auch falsche Worte dick?

In einem Schaufenster deute ich auf ein Ballettkleid, und mein Vater bleibt sogar kurz stehen. Das macht mir Hoffnung. Mein zwölfter Geburtstag steht bevor und ich habe noch keinen Wunsch geäußert. Jetzt ist der Moment, denke ich. Das Ballettkleid im Fenster wünsche ich mir sehnlich. Es ist aus rosa Trikotstoff, mit einem runden Ausschnitt. Das Schönste daran ist aber der Rock aus weitem Tüll, der bis zum Knie reicht. Ich stelle mir die stürmischen Pirouetten vor, die ich mit diesem Kleid drehe. Die Ballettstunde besuche ich seit mehreren Jahren jeden Mittwoch. Meine Lehrerin, eine lange, in die Jahre gekommene Elfe mit eleganten Fingernägeln, ist sehr zufrieden, wie ich die Füße biege und zum Schluss der Stunde, nach den langweiligen Übungen an der Stange, mit den anderen durch den Raum springe und dabei die Hände gemessen schwenke. Diese Stunden reichen mir, Ballerina will ich nicht werden. Darum stört es mich auch nicht, dass die Lehrerin findet, ich sei eigentlich zu schwer für Spitzenschuhe. Auch die anderen Mädchen dürfen nur ganz selten Übungen auf den Spitzen machen, wir sollen uns nicht die Füße ruinieren. Eigentlich besuche ich die Stunde vor allem, weil ich die Röcke der Tänzerinnen so schön finde, deren Fotos an den Wänden des Ballettsaales hängen. Solche Röcke kann man zu dieser Zeit nur in teuren Fachgeschäften kaufen. Zum Unterricht trage ich, wie alle anderen, normale Gymnastikhosen und ein T-Shirt. Aber nun scheint das Kleid ganz nah. Erwartungsvoll bleibe ich neben meinem Vater vor dem Schaufenster stehen. Er streift das Trikot nur mit einem kurzen Blick und geht dann weiter. «So ein Kleid willst du?», sagt er im Gehen. «Dann würde ich an deiner Stelle noch mehr essen.»

In den 1950er Jahren befragte die Frauenzeitschrift *Brigitte* ihre Leserinnen. Für wen machen Sie sich schön? Achtzig Prozent der Frauen antworteten: für meinen Mann. 2008 stellte die *Brigitte* die Frage erneut. Für wen machen Sie sich schön? Achtzig Prozent der Leserinnen antworteten: für mich. In den Jahren dazwischen liegt die Frauenbewegung. Eine der wichtigsten ihrer Lehrsätze lautete: Frauen sind keine Anhängsel der Männer. Was sie tun, tun sie für sich. Aber das bedeutete nicht, dass alle Frauen sofort einen Schalter in ihrem Kopf umlegten. Es bedeutete zuerst, dass sie lernten, welche Antworten sie geben mussten, wenn sie modern erscheinen wollten.

Für wen möchte man schön sein? Das ist eine schwierige Frage in einer Gesellschaft, die von Frauen erwartet, dass sie nicht nur in körperlichen, sondern auch in allen anderen Belangen perfekt sind. Die von Männern erwartet, dass sie nicht nur stark und sensibel, sondern auch grenzenlos leistungsfähig sind. Wir sind Gesellschaftswesen und leben vom Blick der anderen. Wir können ihn nicht ohne weiteres von unserem eigenen Blick unterscheiden.

«Warum haben Sie eine Diät zur Gewichtsabnahme gemacht?» Das fragte die Bundesvereinigung deutscher Apothekerverbände 2008 mehr als sechshundert Personen in Deutschland, die gerade eine Diät gemacht hatten. Gut die Hälfte antwortete: um mich gesünder zu fühlen.

Die Gier nach Schlankheit hat eine neue Verpackung bekommen, und einen unabhängigen Sinn. Es geht jetzt immer um die Gesundheit. Aber Schlanksein ist nicht automatisch gesünder als Dicksein. Und die Schlankheit an sich hat auch keinen Sinn, genauso wenig wie die Augenfarbe oder die

Schuhgröße. Für sich genommen hat sie noch weniger Sinn als die Schönheit. Ihr Sinn liegt in der Bedeutung, die wir ihr geben. Und diese Bedeutung wird immer absurder.

Schön ist man für den Blick der anderen. Was wir als schön empfinden, lernen wir von unzähligen Bildern: ebene Haut, schimmernde Haare, fließende Taillen, glatte, glänzende Oberschenkel sind zu zwingenden Voraussetzungen von Schönheit geworden. Aber die Bilder, von denen wir lernen, sind immer stärker manipuliert. Wir dürfen uns nicht mehr darauf verlassen, dass das, was wir uns zum Vorbild nehmen, in Wirklichkeit überhaupt so aussehen kann. Als Ziel erscheint uns diese Schönheit darum inzwischen als zu unsicher und zu oberflächlich. Jetzt klammern wir uns an die Gesundheit, auch wenn wir immer noch die Schönheit meinen. Gesundheit erscheint uns als die sicherere Währung, weil sie sich nicht am Computer bearbeiten lässt. Wir haben sie zu unserem neuen Fetisch erhoben.

«Gemeinsam ist allen neuzeitlichen Diskursen um Adipositas das Verständnis von Adipositas als Krankheit, als einem abnormalen Zustand, der entweder zu bedauern oder zu verurteilen ist, der aber keinesfalls hingenommen werden kann.» Das schrieb der Bremer Soziologe Friedrich Schorb 2006 in seiner Magisterarbeit zum Thema der gesellschaftlichen Wahrnehmung von Übergewicht. «Die Leibesfülle als individuelle Merkmalsausprägung, als ‹biologische Normalvariante› ist jedenfalls nicht vorgesehen.»

Für den Wunsch nach einer Einheit von Gesundheit und Schönheit kennt unsere Sprache klangvolle Worte. Jeden Tag kann man Begriffe wie «Wunschfigur» oder «Traumgewicht», «Traumfigur» oder «Wunschgewicht» lesen. Alle wissen, was damit gemeint ist: makellose Körper, an denen man den Überfluss oder die gelebten Jahre, die Trägheit oder die Müdigkeit nicht ablesen kann. Es sind anschauliche Begriffe, die harmlos klingen.

Ein Wunsch ist etwas, worin man gefahrlos schwelgen kann. Man erwartet nicht, dass er sich erfüllt. Man ist nicht enttäuscht, wenn er es nicht tut. Ein Traum darf für immer geheim bleiben. Ein verborgener Ort, an den man sich in Gedanken zurückziehen kann. Oft fände er im richtigen Leben gar keinen Platz und es ist nicht notwendig, dass er Wirklichkeit wird. Wünsche und Träume sind unverbindliche Sphären, in denen man sich treiben lassen kann, ohne handeln zu müssen. Doch sie sind nach und nach mit neuer Bedeutung aufgeladen worden. Die einstigen Fluchtorte wurden in die Welt der Wirklichkeit und der Machbarkeit verlegt. Hier reagieren die Begriffe plötzlich anders. Sie verhalten sich wie Chemikalien, die in Verbindung mit Luft auf einmal giftige Dämpfe entwickeln. Fast unmerklich haben sich die meisten unserer Wünsche in Projekte verwandelt und aus den Träumen sind Ziele geworden.

Ein Projekt ist etwas, das man in Angriff nimmt und verwirklicht. Wenn das nicht gelingt, hat jemand versagt und muss die Last des Scheiterns tragen. «Projekt Wunschgewicht» heißt ein Kurs, den die Volkshochschule Bonn im Frühjahr 2011 anbot. Den Träumen ist es ähnlich ergangen. Wir straffen sie zu Zielen und verfolgen sie energisch. Wir passen sie in Zeitpläne und Zielvorgaben ein und evaluieren gnadenlos, wie weit wir noch von ihnen entfernt sind. Wenn wir Wunschgewicht oder Traumfigur sagen, meinen wir eigentlich Zielgewicht, Zielfigur, Zielkörper.

Die Begriffe sind zu Botschaftern der Machbarkeitsillusion

geworden. Als Worte sind sie so sinnlos wie «Wunschschuh-größe» oder «Traumkörpergröße». Aber sie sind viel gefähr-licher. Denn in unseren Ohren klingen sie vernünftig und normal. Auch «Problemzone» ist so ein Wort. «Figurbe-wusst» klingt harmlos und positiv. Aber es bedeutet, dass wir Tag und Nacht an unseren Körper denken, weil wir ihn kontrollieren und optimieren wollen. Es bedeutet, dass wir besessen sind, ohne dass es jemand merken soll. Mit solchen Worten erscheint uns das Zwanghafte plötzlich normal. Das Normale beginnt uns zu langweilen oder sogar abzustoßen.

In wenigen Jahren haben wir uns an gestraffte Augen, mani-pulierte Brüste und neu bepflanzte Häupter gewöhnt. Leer-gesaugte Hüften, nach der Menopause befruchtete Eizellen, in fremden Körpern ausgetragene Kinder sind schon fast all-täglich. Die Regeln der Natur scheinen von Fachleuten mü-helos überwunden werden zu können. Auch die bloße Mög-lichkeit ist uns zum Fetisch geworden. Dadurch baut sich ein ungeheurer Druck auf jeden Einzelnen auf.

Aber nur wenige übertreiben unter diesem Druck so, dass das Monströse daran wieder sichtbar wird. Die Bilder von zerstörten Nasen, verbeulten Schenkeln oder grotesk aufge-blähten Lippen betrachten wir mit wohligem Schauer. Wir sehen in ihnen Unfälle, bedauerliche Ausnahmen. Da hat es jemand ein wenig übertrieben. Aber wir sehen darin nichts, was das Ganze in Frage stellen könnte.

Wer heute in unserer Gesellschaft etwas auf sich hält, nutzt den Tag, um sich, sein Leben und seinen Körper so weit wie möglich zu optimieren. Wofür genau, das könnten wir nicht sagen. Behelfsmäßig haben wir uns auf Begriffe wie «Glück» und «Gesundheit» geeinigt. Damit kann jeder etwas verbin-den und niemand kann ernsthaft daran zweifeln.

Gegen die extremen Mittel der Machbarkeit wie Operationen und Verpflanzungen erscheint eine Diät zur Reduktion von Körpergewicht banal und ohne Raffinesse. Und doch liegt darin ein erster Schritt zur Illusion der Machbarkeit: die Idee, dass man mit einem dick veranlagten Körper in einer Umgebung des Überflusses so schlank bleiben kann, als ob man an Hunger litte. Es ist eine Ironie, dass uns die Natur ausgerechnet hier immer wieder scheitern lässt. Unbeirrbar wie ein Computer, dessen Passwort man nicht kennt.

«Was stört dich am meisten am Dicksein?», frage ich L., die mit mir über das Thema sprechen will. L. ist ein paar Jahre älter als ich. Sie hat mit jedem Kind zwanzig Kilo zugenommen und das Gewicht jedes Mal behalten. Drei Kinder sind es geworden, und Kleidergröße 58. L. ist die Schwester einer Bekannten, der ich spätabends von meiner Beschäftigung mit dem Dicksein berichtete. Die Bekannte isst seit einem Jahr kein Brot mehr und hat dadurch viele Kilos verloren. Als ich das Wort «Dicksein» aussprach, wurde es für einen Augenblick still am Tisch. Oje, dachte ich. Das war es dann wohl mit der guten Stimmung, und ich bin schuld. Auch wenn ich das Wort «dick» inzwischen tausende Male geschrieben habe, kann ich es immer noch kaum aussprechen. Einen Augenblick später war wieder alles wie zuvor. Der Mann meiner Bekannten bestellte eine neue Runde und setzte zu einem weiteren seiner schmutzigen Witze an, für die er berühmt ist. Nach einer Weile beugte sich die Bekannte zu mir und sagte, sie würde mich gern ihrer Schwester vorstellen. Diese sei sehr korpulent, soviel sie wisse aber damit im Reinen.

Kurz darauf bekam ich die erste Mail von L. «Zuhause stört mich am Dicksein gar nichts», sagt sie. «Woanders stören mich die Stühle. Die sind einfach zu eng. Es ist blöd, aus einem Café immer mit einem Stuhl am Hintern aus der Tür zu gehen.»

Ich weiß noch nicht, wohin das Gespräch mit L. führt. Ich stelle ihr Fragen, die ich mir selbst auch stelle. Kontrolliert sie, was sie isst? «Einmal habe ich eine Diät probiert, Nahrungszusatzstoffe», antwortet sie. «Ging auch ganz gut, aber nach ein paar Monaten hatte ich einfach die Nase voll und teuer war es auch noch. Viel später gab es da noch einen Diätversuch, Kohlsuppe, Dauer eine Woche. Fazit: lasst die Finger davon! Bringt nix, schmeckt nicht und bis heute mag ich keine Kohlsuppe mehr. Diät verbinde ich mit zeitweisem Verzicht. Aber was bringt es, zeitweise auf etwas zu verzichten? Wenn ich dauerhaft schlank sein will, muss ich für den Rest meines Lebens auf vieles verzichten und mein komplettes Leben umstellen. Will ich das?»

Mir gefällt, dass L. offen vom Essen spricht. Für viele Dicke ist das Essen ein Tabu. Manche essen nie in der Öffentlichkeit. Sie haben immer schon gegessen, wenn man sich in einer Runde im Restaurant trifft, und bestellen deshalb nur etwas zu trinken. So als ob, wenn niemand sie essen sieht, auch niemand sie verdächtigt, dass sie selbst eine Verantwortung für ihren Körper tragen. Es ist eine der vielen paradoxen Strategien, mit denen wir der Übermacht der Nahrung begegnen, die uns überall bedroht.

In unserer Gesellschaft sind wir umzingelt von Essen. Für viele ist Essen zum Feind geworden, nicht nur für die Dicken. Meine magere Freundin Annika bestellte nie etwas anderes als Milchkaffee. Das war wahrscheinlich ihre Hauptmahlzeit des Tages. Annika nahm immer die gleichen Diätquarks mit Bananengeschmack aus dem Kühlregal. Wahrscheinlich ihre zweite Mahlzeit neben dem Milchkaffee. Einmal gab es die Diätquarks mit Bananengeschmack nicht mehr. Auch nicht die mit Mandarinengeschmack. Diätquarks waren aus. Annika drehte durch. «Scheiße!», schrie sie vor dem Kühlregal. «Was mache ich jetzt?» So hatte ich sie noch nie erlebt. Annika hatte noch nie geschrieen. Annika hatte das beste Abitur von allen gemacht und nebenher eine Ausbildung bei einer internationalen Hilfsorganisation absolviert. Annika war makellos. «Nimm doch einfach einen Joghurt», sagte ich, «oder einen Diätjoghurt.» Annika schrie mich an. «Verdammte Scheiße, was soll ich mit einem scheiß Joghurt?» Sie verabschiedete sich sofort und fuhr ans andere Ende der Stadt, wo es vielleicht den Bananenquark noch gab.

Sehr viele Menschen fühlen sich bedroht von den Nahrungsmitteln, die überall und immer zu bekommen sind. Viele versuchen sich das nicht anmerken zu lassen. Sich mit seinem Feind zu verbünden ist eine Möglichkeit, der Übermacht zu begegnen. Es ist das, was viele dicke Menschen tun. Sie essen einfach alles auf, was da ist, dann fühlen sie sich nicht mehr davon bedroht. Ich habe auf diese Weise gelernt, immer gleich die ganze Tafel Schokolade zu verputzen. Dann ist sie weg, und ich muss nicht mehr daran denken.

Andere essen deshalb jeden Teller leer oder legen keine angebrochenen Verpackungen zurück in den Kühlschrank. Sie fühlen sich vom Essen immerzu aufgefordert. Das Essen will gegessen werden. Wegwerfen geht nicht, das lernen viele schon als Kind. Also opfern sie sich und öffnen den Mund. Alles aufzuessen ist eine Art, für Ordnung zu sorgen und Dinge zu erledigen. Sie ist extrem, aber sie funktioniert.

Ausgerechnet das Dicksein bewahrt mich heute davor, unablässig über Essen nachzudenken. Mich von den riesigen

Nahrungsmengen, die mich umgeben, bedrängt zu fühlen. Zur Not esse ich sie halt auf. Aber es besteht immer die Gefahr, dass ich denke, jetzt ist doch eh schon alles egal, und einfach immer weiteresse, wie im Schlaraffenland, ohne Rücksicht auf meine anderen Bedürfnisse.

Eine andere gängige Variante, sich vor der Übermacht der Nahrung zu schützen, besteht darin, jede einzelne Kalorie zu zählen und sich an strikte Grenzen zu halten. Den Hunger zu ertragen, als sei er in dieser Umgebung normal.

Über den Charakter der Nahrungsmittel wissen wir heute mehr als je zuvor. Kaum jemand hat noch nicht gehört, dass übermäßig viel Fett und Zucker zu einer Gewichtszunahme führen. Es gilt beinahe als Allgemeinbildung, dass zu viele Eier das schädliche Cholesterin ansteigen lassen. Die Aussprache des Begriffs «glykämischer Index» gelingt fehlerfrei. Gesundheitsregeln wie «ausgewogene Ernährung», «viel Obst», «regelmäßige Bewegung» und «mindestens zwei Liter Wasser am Tag» beherrschen wir so selbstverständlich, wie man in anderen Zeiten die Zehn Gebote auswendig konnte. Nur über die Rolle von Kohlehydraten und Eiweißen sind sich die Experten nicht einig. Ist es nun gesünder, möglichst viele Kartoffeln, aber wenig Käse zu essen? Oder soll man Fleisch essen, aber auf Zucker verzichten? Machen die Nudeln dick oder nur die Sahne in der Sauce? Soll man nach 18 Uhr noch Brot essen? Oder Äpfel?

Von fast jedem Nahrungsmittel gibt es heute eine kalorienreduzierte Variante. Es gibt fettarme Butter, kalorienfreien Zucker, eiweißarme Milchprodukte. Aber es scheint alles nichts zu nützen. Die Menschen werden vom Essen nicht schlank. Und ohne können sie nicht leben.

2008 scheiterte in Deutschland ein Gesetz zur verbindlichen Kennzeichnung von Lebensmitteln mit einer sogenannten «Lebensmittelampel». Ein dreifarbiges Symbol auf Verpackungen hätte grafisch darstellen sollen, welche Nahrungsmittel besonders viel Fett oder Zucker enthalten. Die Befürworter gingen davon aus, dass sich die Menschen beim Einkaufen automatisch für das kalorienarme Produkt entscheiden und dadurch auf Dauer gesünder und schlanker werden würden. Aber die Initiative scheiterte am Widerstand der Lebensmittelkonzerne. So offensichtliche Warnsignale hätten die Impulse der Käufer am Regal zu sehr gestört. Es hätte das Vertrauen in die Lebensmittelindustrie vielleicht beschädigt. Heute orientieren sich viele Leute an Aufschriften wie «Fitness» oder «Vollkorn». Sie denken, sie tun sich mit diesen Worten etwas Gutes. Sie übersehen, dass viele dieser Produkte so viel Zucker enthalten wie eine Tafel Schokolade. Sie delegieren die Verantwortung für ihre Ernährung an eine Industrie, von der sie glauben, dass sie nur Gutes will.

In den USA ist seit 1994 eine detaillierte Nährwertangabe auf jeder Lebensmittelverpackung gesetzlich vorgeschrieben. Auf Mineralwasserflaschen steht seither «0% fat».

Zahlreiche Studien haben gezeigt, dass sich am Einkaufsverhalten durch die detaillierte Kennzeichnung nichts geändert hat. Die US-Amerikaner sind nach wie vor die dicksten Menschen der Erde. Beim Einkaufen wählen sie Produkte erstens nach dem Geschmack und zweitens nach dem Preis.

Die Verantwortung für die Ernährung des Körpers lässt sich nicht an eine Industrie abtreten. Wir müssen andere Wege finden, mit dem Übermaß zu leben, das sie für uns geschaffen hat. Wir müssen akzeptieren, dass wir heute satt sind und dass wir auch so aussehen. Vielleicht müssen wir aber auch lernen, von der Industrie zu fordern, dass sie uns nicht immer weiter mästet.

Essen hat unzählige persönliche und soziale Bedeutungen. Für jeden Menschen sind sie auf etwas andere Weise miteinander verknüpft. Es ist ungeheuer schwierig, diese Bedeutungen zu durchschauen. Aber wir müssen jeden Tag essen. Deshalb kommen wir nicht darum herum, uns mit diesen Bedeutungen auseinanderzusetzen, wenn wir Frieden mit dem Essen schließen wollen. Und wir müssen ertragen, dass wir dabei vielleicht Dinge herausfinden, die uns schwer im Magen liegen. Dinge, die mit den persönlichen Bedeutungen zu tun haben, die das Essen für uns hat.

Essen ist auch eine Machtfrage. Das lernen die meisten schon als Kind. Wer kocht, bestimmt, was die anderen in sich aufnehmen. Wer ein Essen zubereitet, hat Einfluss darauf, ob das, was aufgenommen wird, nahrhaft oder wertlos ist, ob es sättigt, ob es schmeckt. Wer kocht, hat das Recht, beleidigt zu sein, wenn die anderen den Teller nicht leer essen. Wer kocht, beweist vielleicht damit seine Liebe. Wer aufisst, vielleicht auch. Wer nicht aufisst, stößt damit diese Liebe vielleicht zurück, absichtlich oder nicht. Mit der Art, in der man isst, damit, was man isst und wie man es isst, sendet man wirkungsvolle Botschaften an die Menschen, die einem dabei zusehen. Mit der Art, wie die Nahrung den Körper formt, sendet man auch Botschaften an all die anderen. Manchmal sind sie so deutlich, dass sie Antworten herausfordern. Es sind Antworten, die einen beruhigen, oder Antworten, über die man erschrickt. Manche Leute fühlen sich berechtigt, dicke Menschen auf der Straße zu beschimpfen. Sie geben den Körpern, die sie sehen, eine Antwort.

Wenn wir Frieden mit unserem Körper schließen wollen, müssen wir verstehen lernen, was wir mit unserem Körper sagen. Und auch, was wir mit unserem Essverhalten sagen.

«Gestern habe ich gesündigt», sagt meine Mutter, wenn sie im Restaurant war und dem Nachtisch nicht widerstanden hatte. Sie bezichtigt sich selbst. Das ist der erste Schritt zur Sühne. Am nächsten Tag gibt es nur Obst. Das ist die Umkehr. Der Weg von der Schlemmerei zur Völlerei ist winzig. Wer zu viel sündigt, wird verdammt. Das ist Teil unserer christlichen Tradition. Auch Sexualität wurde lange verdammt. Wenn ein Mensch etwas so Schönes wie sexuelle Befriedigung schon auf Erden erlangen kann, wofür lohnt es sich dann, keusch zu bleiben und aufs Jenseits zu sparen? Ohne die Angst vor irgendeiner Verdammnis kann man Menschen kaum beherrschen.

Unser Verhältnis zum Essen funktioniert inzwischen auf eine ganz ähnliche Weise. Wenn man so etwas Schönes wie einen vollen Bauch genießen kann, ohne davon krank und ausgestoßen zu werden, wofür lohnt es sich dann zu hungern? Nicht nur die Dicken kennen oft nicht die Gründe für ihren Körper. Diejenigen, die sie ablehnen, kennen oft auch nicht die Gründe für ihren Hass.

Was würde geschehen, wenn das Dogma der Mäßigung fiele und die Menschen die Angst vor dem Dicksein verlören? Was würde geschehen, wenn man dick sein dürfte? Würden wir trotzdem Nahrung fordern, die keine ungewollten Mengen von Zucker und Fett auf die Teller schmuggelt? Was würde geschehen, wenn manche Menschen einfach weiterhin viel und gerne essen würden, aber nicht mehr jeden industriellen Dreck?

Womöglich würde die ganze Gesundheits- und Diätindustrie zusammenbrechen. Die Frustfress- und Frustkauf-industrie noch dazu. Für viele wäre das Ende nah.

Menschen in Deutschland geben durchschnittlich 320 Euro aus, um ein Kilo Gewicht zu verlieren. Das fand die Bundes-zentrale für gesundheitliche Aufklärung 2005 heraus. Sie be-zahlen damit Fitnesskurse, Diätnahrungsmittel, Light-Pro-dukte und Appetithemmer. Sie ernähren damit eine riesige Industrie, die Versprechen verkauft, die sie niemals einhält.

Auch darin kann man eine Antwort auf die Frage sehen, wie unsere Gesellschaft gelernt hat, sich immer feindseliger ge-genüber dicken Menschen zu verhalten. Warum wir uns bei-bringen ließen, unser Fett immer vehementer abzulehnen. Warum wir bereit sind, es immer radikaler und mit immer kostspieligeren Hilfsmitteln zu bekämpfen. Die Industrie, die daran verdient, wenn wir uns mästen, ist untrennbar mit der Industrie verbunden, die daran verdient, dass wir um je-den Preis schlank sein wollen. Beide profitieren von unserer Gier, egal, auf welcher Seite des Jojo-Effekts wir uns gerade befinden.

Als höchste Autorität in Gesundheitsfragen gilt die Weltge-sundheitsorganisation WHO. Seit Jahrzehnten legt sie die Maßstäbe für unser Körpergewicht fest. Es gibt Politiker, die der WHO seit Jahren eine zu intensive Verbindung mit den weltweit operierenden Pharmakonzernen vorwerfen. Auch die Pharmakonzerne verdienen an beiden Seiten. Sie verkau-fen nicht nur Diätpillen, sie verkaufen auch Medikamente für die Dicken, die an ihrem Fett krank geworden sind.

In Mode kamen Diäten zur Gewichtsregulierung erstmals in den 1920er Jahren. Durch den Ersten Weltkrieg hatte die Industrialisierung einen Aufschwung erlebt. Ein Teil der Menschen hatte plötzlich mehr Freizeit. Der Sport begann breite Schichten zu begeistern. Die Zeit der eingeschnürten Körper aus der Kaiserzeit war vorbei. Bis dahin hatte man seine Massen mit Korsetts und üppigen Stoffdraperien formen können. Jetzt wurde es modern, im Meer zu baden und seine Freizeit am Strand zu verbringen. Auf einmal war die Figur Gegenstand der öffentlichen Betrachtung und musste vor fremden Augen bestehen. Wenn man Reklameanzeigen dieser ersten Jahre der neuen Zeit betrachtet, sieht man, dass kaum ein Diätprodukt für eine Gewichtsreduktion warb. Das war in den Jahren der Inflation und des Hungers nicht notwendig. Die meisten Sirups und Pillen versprachen eine «rasche Gewichtszunahme», die «Beseitigung der Magerkeit» oder «Schönheit durch Gewichtszunahme».

In dieser Zeit wurde es auch möglich, Kleidung industriell zu fertigen. Das führte zu einer Aufwertung des Kleiderdesigns und begründete die Modeindustrie. Mit der Modeindustrie entstanden die Konfektionsgrößen.

In Deutschland führt seit 1957 das Hohenstein Institut in Baden-Württemberg alle 15 bis 20 Jahre sogenannte «Reihenmessungen» durch. Tausende von Menschen werden dabei vermessen, aus den Durchschnittswerten errechnet man die Maße der einzelnen Konfektionsgrößen und passt sie den veränderten Umfängen an. Heute trägt die Reihenmessung den Namen «SizeGERMANY», die Ergebnisse werden von Herstellern auf der ganzen Welt verwendet, wenn sie für den europäischen Markt produzieren.

Früher haben Menschen ihre Kleidung nach anderen Kriterien ausgewählt. Anziehsachen nähte man selbst oder ließ sie schneidern. Vorhandenen Teilen mussten sich nur die Armen anpassen, die die Kleider erbten oder vom Lumpensammler bezogen. Kleider zu nähen, in die der individuelle Körper passte, war eine selbstverständliche Aufgabe für alle, die damit zu tun hatten.

Seit Anfang des 20. Jahrhunderts unterscheidet man in der Schneiderkunst die maßgeschneiderte Haute Couture von den standardisierten Prêt-à-porter-Kollektionen und der Massenkonfektion. Nur wenige Modehäuser stellen noch Haute Couture her, und meist nur, um auf dem Laufsteg Aufmerksamkeit zu erregen und Trends zu setzen. Zum Verkauf bieten die Designer die Stücke der Prêt-à-porter-Kollektionen. Diese sind meist industriell hergestellt und kaum hochwertiger als Massenware. Aber die Menge der Exemplare, die von einem Entwurf verkauft werden, ist von den Modeschöpfern auf eine kleine Stückzahl in nur wenigen, kleinen Standardgrößen beschränkt. Auf diese Weise werden die Teile zu exklusiven Designerstücken, mit deren Erwerb gleich doppeltes Prestige verbunden ist: Sie sind teuer und darum nur für wenige Käuferinnen erschwinglich. Und sie sind übermäßig eng geschnitten und darum nur für wenige Käuferinnen tragbar. Wer an der einen oder anderen Einschränkung scheitert, muss sich mit den günstigeren, millionenfach industriell gefertigten Teilen der Massenkollektionen begnügen, die die Designerteile imitieren. Sie findet man in günstigeren Boutiquen und in Kettenläden. Meist gibt es sie bis Größe 46. Aber man kommt damit nie auf die Fotos der Gesellschaftsfotografen, die bei Premiere und Feiern Menschen blitzen, die fast so aussehen, als könnten sie prominent sein.

Je flacher und zweidimensionaler ein Körper ist, desto weniger Rücksicht muss ein Designer auf ihn nehmen. Darum braucht ein Model eine möglichst ebene Figur. Je weniger von ihr irgendwo hervorsteht, desto weniger wird der Fall eines Stoffes, die Führung einer Naht gestört, wenn die Trägerin sich auf dem Laufsteg bewegt. Desto eher sieht es auch auf dem Foto so aus, wie es der Designer entworfen hat. Man könnte es auch so sagen: Ein flaches Model steht dem Kleidungsstück weniger im Weg als ein kurviges. Dadurch spart es nicht nur dem Designer viel Arbeit. Es macht die Massenproduktion erst möglich. Kleidung aus Massenproduktion muss simpel konstruiert sein, damit die Herstellung günstig bleibt. Auf diese Weise werden industrielle Maßstäbe für das geschaffen, was wir heute schön finden.

Vor allem Frauen haben schnell und radikal auf die Industrialisierung der Mode reagiert: Sie haben angefangen, ihre Körper der vorhandenen Kleidung anzupassen. Die Fähigkeit dazu wurde zum Statussymbol. Wunschfigur heißt vor allem für Frauen oft, dass sie in eine bestimmte Kleidergröße passen. Nicht die Jeans ist zu klein. Der Hintern ist zu groß. Nicht der Bikini ist zu knapp. Die Hüften sind zu breit.

Die Modeindustrie weiß, dass es Zielgruppen gibt, für die Kleidung immer ein ganz klein wenig zu eng sein muss. Sie weiß, dass es Menschen gibt, meist Frauen, die immer ihrem Körper die Schuld geben, wenn ein Kleidungsstück nicht passt. Die bereit sind, diese Schuld abzubüßen, indem sie ein paar Kilos weghungern. Deren Triumph darin besteht, am Ende einen Reißverschluss doch schließen zu können, obwohl das Stück eigentlich zu eng geschnitten ist. Es ist ihnen gelungen, ihren Körper zu beherrschen, und das Kleidungsstück ermöglicht ihnen, diesen Sieg zur Schau zu tragen.

Bei der Präsentation der aktuellsten Messergebnisse der «SizeGERMANY» im April 2009 hielt der Hauptgeschäftsführer des Modeverbandes Deutschland eine Rede, in der es um die Bedeutung von Konfektionsgrößen ging. Er sagte:

«SizeGERMANY wird sicher nicht dazu führen, dass die Konfektionsgrößen zukünftig bei allen Herstellern gleich ausfallen. Für eine bestimmte Zielgruppe ist Größe 38 von Marke XY eben knapp sitzend, für eine andere Zielgruppe muss eine «38» lässiger und weiter geschnitten sein. Sie sehen, es muss nicht an Ihrem Körper liegen. Und mit dieser beruhigenden Erkenntnis danke ich Ihnen für Ihre Aufmerksamkeit!»

Die zu kleinen Größen gehören zu einem psychologischen Mechanismus, von dem die Modeindustrie lebt. Es ist ein Mechanismus, der für die einzelne Person funktionieren kann. Aber es ist auch ein Mechanismus, der den Druck besonders auf Frauen immer brutaler erhöht. «Zu meiner Zeit trugen wir alle Größe 38 oder 40», sagte Tatjana Patitz 2009 in einem Interview. Sie gehörte in den 1980er Jahren zur ersten Generation der Supermodels. «In die heutigen Modellteile hätte keine von uns reingepasst.»

«Das haben wir nicht bestellt», sagt mein Mann manchmal, wenn wir im Café Prominentenzeitschriften durchblättern, in denen die neuesten Bilder der Stars und ihrer Nachahmer abgedruckt sind. «Das sind die Idealkörper von schwulen Modeschöpfern.» Auch er sieht auf der Straße hin, wenn junge, schlanke Frauen vorübergehen. Das geschieht fast automatisch und ich nehme es ihm nicht übel. Irgendwann verstand ich, dass er von mir nicht erwartet, dass ich mit all den Bildern, die er täglich sieht, konkurrieren muss. Aber wenn ich nicht aufpasse, vergesse ich es wieder. Ich muss es mir ständig von neuem ins Bewusstsein rufen und ihn viele Male fragen, ob er es wirklich so meint.

Es hilft, wenn man lernt, seine eigenen Gefühle zu lesen.

Wenn man für einen Moment auszuhalten versucht, was einem durch den Kopf geht, an einem schlechten Tag vor dem Spiegel. Wenn man einfach hinhört und sich nicht gleich den Mund und die Ohren zustopft. Vielleicht hört man Dinge wie: Ich ertrage es fast nicht, mich so zu sehen. Ich denke, alle Menschen, die mich so sehen, müssen schreiend davonlaufen. Ich schäme mich, mich so zu sehen. Ich hasse mich, weil ich es nicht geschafft habe, ein für alle Mal abzunehmen. Ich hasse mich, weil ich es wieder aufgegeben habe. Ich hasse meine Kollegin/Schwester/Freundin, die mich überredet hat, ein zweites Stück Kuchen zu essen, obwohl ich nicht mehr wollte. Ich tue mir leid. Ich bin so dick geworden. Jeder kann es sehen. Ich bin viel dicker geworden, als ich wollte. Ich habe alles, was ich wollte, preisgegeben. Ich werde mit diesem Körper nie glücklich sein.

Es hilft, wenn man lernt, für seine Gefühle Worte zu finden. Es hilft, wenn man lernt, seine Bedürfnisse auszudrücken. In manchen Fällen bedeutet das, dass man häufiger als vorher Nein sagt. Kannst du heute länger bleiben? Nein. Hilfst du mir bei den Vorbereitungen für die Feier? Nein. Kannst du morgen meine Vertretung übernehmen? Nein. Möchtest du noch ein Stück Kuchen? Nein. Ich rücke mal ein bisschen näher ran. Nein.

Es hilft, wenn man weiß, dass einen manche Menschen deswegen weniger mögen. Menschen, die manchmal Nein sagen, sind weniger beliebt als Menschen, die immer Ja sagen, egal, ob dick oder dünn. Die amerikanische Psychologin Karen Koenig hat aufgrund ihrer langjährigen Arbeit mit essgestörten Frauen die These formuliert, dass Frauen, die besonders nett sein wollen, eher dick werden. Sie nennt dafür biochemische Gründe: Das ständige Unterdrücken der eigenen Bedürfnisse führt zu Stress. Der Körper reagiert darauf mit der Ausschüttung bestimmter Botenstoffe. Diese lösen eine Gier etwa nach Kohlehydraten aus. Mit der Nahrung kann die ständige Anspannung abgefedert werden. Nicht mehr so nett wie vorher zu sein und eventuell die Folgen zu tragen, ist ein relativ hoher Preis für einen schlankeren Körper. Aber es ist ein angemessener Preis dafür, sich mit sich selbst wohl und sicher zu fühlen. Das eine gleicht das andere aus. Man stirbt nicht daran, dass einen nicht mehr alle mögen.

In den letzten paar Wochen habe ich wieder zugenommen. Ich fühle es beim Sitzen und ich sehe es in meinem Gesicht. Außerdem passt der rote Ring nicht mehr über meinen Mittelfinger. Noch immer esse ich bloß drei Mal am Tag. Aber ich dehne die Essenszeiten aus. Heute habe ich ein Brot mit Butter gegessen, bevor ich losgegangen bin, um für das Abendessen ein paar fehlende Zutaten einzukaufen. Unterwegs habe ich einen Schokoriegel und Gummibärchen gekauft und gegessen. In dem Büchlein, in dem ich notiere, was ich jeden Tag esse, werden alle diese Dinge unter «Abendessen» auftauchen. Es macht mir Angst, dass ich dabei bin, meine eigenen Regeln so sehr auszureizen, dass sie fast gesprengt werden. Ich weiß nicht, warum ich es tue. Seit einiger Zeit habe ich auch wieder angefangen, beim Essen hin und wieder Rezepte zu lesen, jedenfalls wenn ich allein bin. Mein Körper reagiert unentschieden auf die Veränderung. Wenn ich mich hinsetze, spüre ich, dass der Bund meiner Hose enger scheint. Das eine Paar Stiefel passt nicht mehr richtig über meine Waden, aber es war schon immer sehr eng. Ich habe keine große Lust, einen Rock anzuziehen, irgendwie fühle ich mich darin jetzt zu exponiert. Es ist jeweils nur ein ganz kurzer, unangenehmer Gedanke, den ich gleich wieder wegschiebe. Es ist, als würde ich eine Auszeit nehmen. Eine Auszeit davon, ich selbst zu sein, diejenige, die das Essen im Griff hat. Aber ich weiß natürlich, dass es so nicht funktionieren kann.

Es ist eine unangenehme Zeit, weil ich nicht weiß, wie ich mich dabei verhalten soll. Ich spüre, dass mein Körper andere Bedürfnisse hat als sonst. Vielleicht ist es auch meine Seele, das kann ich nicht genau unterscheiden. Ich bin empfindlicher als sonst. Seit ich wieder etwas zugenommen habe, beginnt mein positives Selbstbild zu verschwimmen. Noch immer passe ich in Kleidergröße 44. Sie scheint mein Fetisch zu sein. Aber die Reißverschlüsse der Röcke gleiten nicht mehr ganz so leicht. Es häufen sich die Tage, an denen ich lieber weite Hosen trage. Eine Sorge breitet sich in mir aus. Werde ich jetzt wieder zu dick? Entgleitet mir die Kontrolle? Ich versuche die Ruhe zu bewahren. Ich versuche mir vorzustellen, dass solche Schwankungen natürlich sind. Dass mein Körper auf Veränderungen reagiert. Mein Buch verkauft sich gut. Ständig möchte jemand etwas mit mir zu tun haben. Fast jeden Tag treffe ich fremde Menschen. Es ist das, was ich mir immer gewünscht habe. Aber es kostet mich mehr Kraft, als ich dachte.

Die erste Mail von L. hatte den Betreff «Dicke auf deinem Sofa ;-))». L. schließt es für sich nicht aus, irgendwann wieder schlank zu werden. «Aber irgendetwas in mir will nicht, dass ich dünn bin … aber was und warum? Bin ich einfach nur zu bequem, um was zu ändern? Das versuche ich noch rauszufinden.» Heute hat sie wieder eine E-Mail geschickt. «Normal heißt für mich, so zu sein wie die meisten, nicht aufzufallen. Aber das passt nicht zu mir», schreibt sie. Auch L. ist auf der Suche nach den Gründen für ihr Dicksein. Und nach einer Antwort auf die Frage, ob es ihr einen Nutzen bringt, und wenn ja, welchen.

Viele Menschen, die mit ihrem Körpergewicht hadern, sehen nur die Kleidergröße, in die sie nicht mehr passen. Sie sehen nur die Bilder, denen ihr Körper nicht entsprechen kann. Aber sie übersehen all die anderen Funktionen, die ihr dicker Körper erfüllt. Vielleicht sogar besser, seit sie zugenommen haben. Natürlich gibt es auch Menschen, für die Dicksein heißt, dass sie ihr Leben aufschieben und es schließlich versäumen. Aber es kann auch sein, dass ihnen die größere Masse hilft, sich im Büro durchzusetzen. Dass sie ihnen ermöglicht, sich einen Weg zu bahnen. Dass sie ihnen in der U-Bahn fremde Menschen vom Leib hält. Dass ihnen die Fettschicht hilft, ruhigere Nerven zu bewahren, wenn zuhause drei kleine Kinder schreien, Handwerker herumstiefeln und das Essen überkocht.

Wenn man sehr dick ist, muss man viel mehr kämpfen. Aber man kämpft nicht mehr an allen Fronten gleichzeitig. Manche brauchen vielleicht das Dicksein, um überhaupt kämpfen zu können. Bis an die Spitze der Gesellschaft gibt es Menschen, die sich diesen Effekt zunutze machen.

«Essen ist ein Mittel zur Stressbewältigung. Vielleicht habe ich deshalb einiges zugenommen. Maßhalten fällt mir schwer, wenn es mir schmeckt. Die Menge bringt Befriedigung.» Das sagte Jürgen Großmann 2010 in einem Interview. Großmann ist einer der erfolgreichsten deutschen Industriemanager. «Ein großer Bauch ist ein guter Panzer», entgegnete der Journalist. «Ja, wahrscheinlich. Und man ist nicht so nervös», antwortete Großmann.

«Wenn das Schauspielern richtig funktioniert, dann nenne ich das den Zustand des Fliegens», sagte der Schauspieler

Dieter Pfaff in einem Interview. Er ist sehr korpulent und gehört zu den beliebtesten Schauspielern in Deutschland. Anspruchsvolle Rollen wie die des Kriminalpsychologen Sperling wurden ihm auf den mächtigen Leib geschrieben. «Vielleicht bin ich so schwer geworden, damit mich das am Boden hält, dann kann ich mein Fliegen besser kontrollieren.»

Manchmal bedeutet Dicksein Not. Manchmal bedeutet es Exil. Aber manchmal bedeutet es auch Widerstand. Manchmal bedeutet es Freiheit. Dicksein hat viele Vorteile. Diese Vorteile können wir nicht ersatzlos streichen.

Dicksein ist ein mächtiges Mittel. Aber es ist ungeheuer schwierig, seine verschiedenen und widersprüchlichen Bedeutungen zu entziffern. Nicht nur für die einzelnen Menschen, sondern auch für die Gesellschaft als Ganze. Noch schwieriger ist es für beide, diese Bedeutungen zu akzeptieren.

Manche davon bedrohen die Grundfesten unseres modernen Glaubens. Dicksein setzt ein Bollwerk gegen den Zwang zur grenzenlosen Selbstoptimierung. Es eröffnet ein ganzes Universum der Verweigerung. Extremes Dicksein verspottet die Illusion der Machbarkeit. Das ganze Fett, das wir als «Übergewicht» in der Gesellschaft gegenwärtig so fürchten, sagt mehr als die kämpferischsten Worte. Es gibt Auskunft über ein Befinden in unserer Welt. Die Gesellschaft kommt nicht darum herum, ihm zuzuhören. Sie kommt nicht darum herum, verstehen zu lernen, warum all die verschiedenen Körper dick geworden sind und was sie zu sagen haben. Und dann muss sie anfangen, ihnen Platz zu machen.

3 Bewegung

Ist «dick» das neue «schwul»?

Die beiden saßen einander gegenüber, und es fiel schwer zu entscheiden, wo man lieber nicht hinguckte. Der Mann war vielleicht dreißig. Er hatte ein kantiges Kinn mit einer Kerbe. Ansonsten war alles an ihm undefiniert und schwer. Seine Haare hingen zusammengebunden zu einer dünnen, langen Flechte in seinem Nacken. Die Frau war etwas jünger. Sie trug einen türkisfarbenen Pullover mit eingestricktem Lochmuster. Allerhand Wellen und Täler zeichneten sich darunter ab, während auch sie plump und vornübergebeugt am Tisch saß. Es musste für die beiden ein besonderer Anlass sein, denn sie stießen immer wieder ihre Gläser aneinander. In ihrem war Roséwein, in seinem Coca-Cola. Zwischen ihnen standen zwei große ovale Teller mit frittiertem Fisch, frittierten Kartoffeln, frittierten Zwiebelringen und dicker Remouladensauce. Als sie gerade wieder miteinander anstießen und sich kurz zulächelten, kam der Kellner an den Tisch und stellte eine weitere Schüssel hin. Darin türmten sich frittierte Tintenfischringe. Sofort stießen beide mit ihren Gabeln hinein und spießten mehrere Calamares auf. Dann tunkten sie sie in Cocktailsauce. Ich saß am Nebentisch und konnte den Blick nicht abwenden. Hier saßen zwei sehr dicke Menschen in einem vollbesetzten Restaurant und aßen ohne Hemmung immense Mengen von frittierten, fettigen Speisen. Salat oder

Gemüse war keines zu sehen. Zügig schaufelte jeder für sich den Inhalt der Teller und Schüsseln weg, den Blick fest vor sich auf den Tisch gerichtet. Sie setzten kaum die Gabel ab und machten keine Pause. Alles, was sie taten, war absolut verboten. «Hat es geschmeckt», fragte der Kellner, als er kurz darauf mit leicht angeekeltem Gesicht das leere Geschirr abräumte. «Jou», sagte der Mann, und strich mit dem Handrücken über den Mund. Die Frau bestellte noch ein Glas Roséwein und für ihn eine weitere Cola.

Auch der Kollege, der mir gegenübersaß, konnte den Blick nicht abwenden. «Das ist echt nicht mehr feierlich, wie die da fressen», sagte er gut hörbar. Das störte mich. Ich wollte das Außerordentliche an diesem Schauspiel eher totschweigen. Aber ich dachte etwas Ähnliches, obwohl ich es nicht wollte. Es irritierte mich, dass die beiden so viel mehr aßen, als es Vernunft und Sitte gebieten. Es ärgerte mich, dass die beiden ihr exzessives Essen nicht im Verborgenen erledigten, sondern an einem Freitagabend in einem vollen Restaurant. Ich fühlte mich gestört von der hemmungslosen Intensität, mit der sie sich dieser Fressorgie hingaben. Es kam mir vor, als ob sie mich an einer Intimität teilhaben ließen, die an einen anderen Ort gehört. Ich fühlte mich in die Rolle der Voyeurin gedrängt. Etwas provozierend Schamloses ging von den beiden aus. Sie schienen sich aus dem unsichtbaren Netz von Anstand und Konvention gelöst zu haben, das unsere Gesellschaft wie Lichtschranken durchzieht. Sie waren dick und fett und aßen wie die Tiere. Vielleicht waren sie hier, weil es etwas zu feiern gab. Vielleicht, weil sie Urlaub hatten. Vielleicht einfach, weil an diesem Ort abends nicht viel anderes los war. Sie taten dasselbe wie die meisten Gäste in diesem Restaurant. Aber sie waren dabei provozierend dick. Und das stellte die Situation in ein völlig anderes Licht.

Ich habe bis heute nicht verstanden, warum es mir an diesem Abend nicht gelang, den Widerwillen gegen diese beiden Dicken zu überwinden. Warum es mir nicht gelang, sie gegen meinen schlanken Begleiter zu verteidigen. Alles, was ich zu dem Thema weiß, alles, was ich darüber denke, legt nahe, dass ich sie verteidige. Dass ich mich mit ihnen solidarisch erkläre. Ich bin selbst dick und in den Augen der Öffentlichkeit verbindet mich mehr mit den beiden als mich von ihnen trennt. Auch ich nehme mir das Recht, in der Öffentlichkeit so viel zu essen, wie ich will. Trotzdem wollte ich mit diesen Leuten und der Art, wie sie sich zeigten, nichts zu tun haben. Und zwar gerade, weil sie dick waren.

Aber so kann es nicht funktionieren. Ich muss einen Weg finden, mich nicht immer gleich von anderen Dicken abzugrenzen. Ich muss in ihnen die Mitglieder einer Bevölkerungsgruppe erkennen können, der auch ich angehöre. Ich muss wahrhaben können, dass wir in den Augen der Öffentlichkeit Gemeinsamkeiten haben. Ich muss auch einen Weg finden, mich mit denen verbunden zu fühlen, die ganz anders dick sind als ich, und vielleicht viel schwerer, und die deshalb diskriminiert werden. Ich schade mir selbst, wenn ich sie ablehne. Wenn es schon mir nicht gelingt, sie als Teil der Gesellschaft zu akzeptieren, wie soll es anderen gelingen, denen das Thema nicht so am Herzen liegt?

Im englischen Sprachraum gibt es seit ein paar Jahren das Wort «Fatism» – Fettismus. Diese Wortkonstruktion übernimmt den Begriff des Rassismus und überträgt ihn auf Fett. Fatism bezeichnet den Hass auf Dicke. Gleichzeitig formierte sich in den USA eine politisch motivierte Bewegung gegen die Diskriminierung von dicken Menschen. Sie nennt sich «Fat Rights Movement» – «Bewegung für Dickenrechte» oder «Fat Acceptance Movement» – «Bewegung zur Akzeptanz von Dicken». Eine Hauptaktivität dieser Bewegung besteht darin, mit Kampagnen Bewusstsein für das Problem zu schaffen. Im Herbst 2010 riefen verschiedene amerikanische Organisationen und Frauennetzwerke zum dritten Mal in Folge zu einer nationalen «Fat Talk Free Week» auf. Diese Initiative sollte für alltägliche, die Dicken diskriminierende Äußerungen und ihre schädliche Wirkung sensibilisieren. Daran beteiligten sich Schulen und Sportstudios, Medien und Mitglieder von sozialen Netzwerken wie Facebook. Sie achteten sieben Tage lang darauf, dass in ihrer Umgebung kein unentdeckter «Fat Talk» stattfand.

Der Begriff «Fat Talk» ist mit der Bewegung zur Akzeptanz von Dicken aufgekommen. Er bedeutet ungefähr «Fettgerede». Gemeint ist damit der alltägliche Gebrauch von Worten und Sätzen, die das Gewicht in den Mittelpunkt stellen. Unbedachte Äußerungen wie «Macht mich diese Hose fett?», «Ich muss unbedingt abnehmen» oder «Ich hasse meine Oberschenkel». Beiläufige Bemerkungen, mit denen man sich selbst und andere Dutzende Male am Tag abwertet. «Mit dem Hintern sollte sie diese Hose nicht tragen.» «Dir steht so was, aber ich bin dafür viel zu fett.» Auch Bemerkungen wie «Sie kann essen, was sie will, und nimmt nicht zu» gehören dazu. Oder: «Wie kann man sich nur so gehen lassen.» Fat Talk ist alles, was auf der Annahme beruht, dass ein Mensch an Wert verliert, je mehr Kilos er auf die Waage bringt. Alles, was dieses Denksystem aufrechterhält, als sei es ein Gesetz.

Meine Kollegin M. erzählt, dass sie sich in einem Fitnessstudio angemeldet hat. Sie wollte etwas gegen ihre aufkommenden Rückenschmerzen tun. Am Empfang wurde sie als Erstes gefragt, wie viel Gewicht sie abbauen möchte. Keines, sagte M. Mit ihrem Gewicht ist sie zufrieden. Sie wolle also trainieren, um ihr Gewicht zu halten, fragte der junge Mann, der sie bei der Anmeldung unterstützte. Nein, sagte M. Um ihr Gewicht ginge es ihr überhaupt nicht, sondern um die Muskeln und den Rücken. Der Mitarbeiter sagte, einige seiner Trainingsgeräte ließen sich nicht richtig programmieren, wenn ihm M. nicht Angaben zum aktuellen und zum Wunschgewicht machen würde. Sie nannte dann irgendeine Zahl, damit er sie in Ruhe ließ. Sie ging nur drei Mal hin und ärgert sich immer noch darüber.

Fat Talk ist auch bei uns alltäglich. Aber er hat noch keinen Namen. Als meine Kollegin M. sich im Fitnessstudio anmelden wollte, um etwas gegen ihre Rückenschmerzen zu tun, wurden die Worte «Gewichtsreduktion» und «Gewichtskontrolle» so lange wiederholt, bis sie ihnen zustimmte. Bis sie sich blöd vorgekommen wäre, hätte sie sich noch weiter geweigert, ein «Wunschgewicht» anzugeben. Bis sie ihre eigenen Motive nicht mehr von denen des Studios unterscheiden konnte. Bis sie sich damit einverstanden erklärte, dass sie zu schwer sei.

Fettgerede durchdringt fast alle Bereiche des Alltags. Aber es erscheint uns so normal, dass wir es nicht erkennen.

«Hallo! Ich bin, glaube ich, die einzige Dicke heute!», begrüßte die hoch gewachsene, schlanke Fernsehmoderatorin Bärbel Schäfer im März 2011 ihren Kollegen Stefan Raab, in dessen TV-Show sie zu Gast war. Sie spielte damit auf drei überschlanke Nachwuchsmodels an, die hinter den Kulissen ebenfalls auf ihren Auftritt warteten. Dieser unbedachte Satz, als witzige Pointe gemeint und sicher ohne böse Absicht vorgetragen, bestätigt Millionen durchschnittsgewichtiger Zuschauerinnen darin, dass sie dick seien. Damit ist es ein schädlicher Satz. Denn «dick» bedeutet in der heute herrschenden Logik immer dasselbe wie «zu dick».

2005 gerieten die exzentrische Sängerin Nina Hagen und die Politikerin Jutta Ditfurth in einer Fernsehtalkshow aneinander. Ditfurth griff Hagen mit der Bemerkung an, sie halte sie für «esoterisch» und «ein bisschen durchgeknallt». Hagen konterte mit dem Ausruf: «Ich finde es furchtbar, was diese dicke Frau mit mir macht.»

Fettgerede ist fest in unserem Denken verankert. Der Körper liegt offen wie eine Zielscheibe. Jede Abweichung vom Ideal wird als Schwäche gesehen und genutzt. Vor allem Frauen haben diese Strategie verinnerlicht.

Eine Umfrage der inzwischen eingestellten Frauenzeitschrift *Woman* hat 2005 ergeben, dass Frauen in Deutschland durchschnittlich fünf Kilo leichter sein wollen, als sie sind.

Es existiert kein Zeitschriftenstand, von dem uns nicht Dutzende Male am Tag Worte wie «schlank», «Diät» oder «Traumfigur» ins Gesicht springen. Ein Frauenfitnesszentrum wirbt mit dem Bild einer Frau, die mit Hanteln trainiert. Darüber steht: «Mein Bikini. Sieht gut aus. Ist gnadenlos. Macht stolz.» Abnehmen ist Krieg. Der Körper ist der Feind. Der Bikini sagt die Wahrheit. Das Studio verspricht eine «Strandfigurgarantie».

Fettgerede ist tückisch, weil es harmlose Worte mit neuer Bedeutung auflädt. Und zwar so beiläufig, dass wir es nicht merken und die damit verbundene Ideologie immer tiefer in uns verankern, ohne jeden Widerstand.

Viele Ärzte fragen heute Gewicht, Größe und gesundheitliche Risikofaktoren wie Rauchen oder Bluthochdruck nur beiläufig ab. Zu mehr fehlt oft die Zeit. Wenn ein Patient mit hohem BMI nicht raucht und keine ernsten Probleme hat, kann es sein, dass er gar nicht auf sein Gewicht angesprochen wird. Es kann aber auch sein, dass der Arzt ihm eine Ernährungsberatung ans Herz legt, die seine Praxisgemeinschaft neuerdings anbietet. Oder ein innovatives Nahrungsergänzungsmittel, das er gerade zur Hand hat, für Selbstzahler. Immer mehr Ärzte sichern sich mit dem Vertrieb von Diätpillen oder mit Ernährungsberatung ein Zusatzeinkommen. Wirtschaftlich ist das verständlich. Aber es vermischt die Interessen. Ein Patient mit hohem BMI ist womöglich kerngesund. Aber es wäre schade, ihn nicht als Käufer für solche Zusatzangebote zu gewinnen. So kann es passieren, dass ein Dicker mit Husten ins Sprechzimmer kommt und es mit einer Empfehlung für eine Diät wieder verlässt. Er denkt, er ist in Gefahr und macht sich Sorgen. Dabei ist er nur ein Traumkunde für die Schlankheitsindustrie.

Diäten werden nicht mehr mit verlässlichen Worten verkauft. Begriffe wie Abmagern oder Hungerkur sind verschwunden. Es geht um «Ernährungscoaching» oder «Mineralstoffe». Abnehmfibeln werden in Begriffe wie «Ich-Gewicht», «Abnehmen und dabei genießen», «Denk dich dünn» oder «Übergewicht und seine seelischen Ursachen» gebunden. Damit man sich wohler fühlt. Man soll die Ideologie dahinter übersehen. Man soll sich nicht fragen, ob man die Ideologie eigentlich gutheißt. Ob man bereit ist, für sie zu bezahlen. Man soll tun, als gäbe es keine Ideologie. Man soll damit beschäftigt sein, abnehmen zu wollen. Als sei es das Normalste auf der Welt, dass man freiwillig hungert. Als sei jeder, der das nicht tut, ein Geisterfahrer auf der Straße der Vernunft. Als habe sein Widerstand krankhafte, seelische Ursachen, die es auszumerzen gilt.

Der Wunsch nach einem schlanken Körper wird in der geltenden Fitnessideologie ganz selbstverständlich als Bestandteil der menschlichen Seele behauptet. Nach seelischen Ursachen zu suchen ist in unserer optimierten Welt ein gut eingeführtes Mittel, um die Verantwortung für so gut wie jedes gesellschaftliche Problem an den einzelnen Menschen abzugeben. Seit einigen Jahren gibt es kaum noch eine Diät ohne Selbstergründung.

Tatsächlich hat Dicksein immer einen guten Grund. Im Dicksein drückt sich etwas aus. Gut sichtbar und für die Blicke unausweichlich. Tatsächlich ist es meist nicht auf Anhieb lesbar. Die eigenen Gründe verstehen zu lernen ist ein schwieriger Gang auf sehr dünnem Eis. Das gilt nicht nur für den Körper und nicht nur für dicke Menschen. Tatsächlich gehört die Bedeutung des Körpers und des Essens, das Zusammenspiel von Gefühlen und Nahrung zu den intimsten Bereichen in der Psyche eines Menschen.

Dicksein bedeutet nie nur, dass man nicht mehr in die alte Jeans passt. Und es bedeutet nie, dass einem etwas Fremdes widerfahren ist, etwas, das von außen in ein Leben dringt. Dicksein ist auch kein Schicksalsschlag, der einem widerfährt wie ein Unfall oder eine Krankheit. Die Veranlagung zum Dicksein ist etwas, das von Geburt an zu einem gehört und das man so wenig loswerden kann wie eine Begabung zum Sprachenlernen oder einen guten Orientierungssinn. Die Veranlagung zum Dicksein ist etwas vom Spezifischsten, was ein Mensch unter Umständen besitzt. Es ist etwas, das sich, wenn es sich einmal gezeigt hat, so gut wie nie wieder unsichtbar machen lässt. Es ist ein Teil der eigenen Person, mit dem man Frieden schließen muss, wenn man nicht sein ganzes Leben lang einen aussichtslosen Kampf gegen übermächtige Gegner führen will. Der eigene, zum Dicksein neigende Körper ist etwas, womit man immer respektvoller umgehen muss, je mehr man den Eindruck bekommt, dass diese Veranlagung übermächtig wird.

Warum bin ich dick? Warum will ich nicht mehr dick sein? Wie schlank möchte ich sein? Warum möchte ich so schlank sein? Das sind Fragen, deren Beantwortung einen tief in die eigene Geschichte, in die eigene Angst und manchmal auch zu einer fest verwurzelten Wut führen können. Das ist nichts, was sich mit ein bisschen Verkaufspsychologie beantworten lässt.

Auch die modernen Diäten lassen immer nur scheinbar Raum für die persönlichen Gründe. Es wird selbstverständlich vorausgesetzt, dass das «wahre Ich» dünner ist als das aktuelle. Es ist nicht vorgesehen, dass das Ich-Gewicht eines Menschen tatsächlich bei 120 Kilo liegt.

Auch das macht es so schwer für viele Dicke, die für sich selbst zu schwer geworden sind, ihre Rüstung von Trotz und Widerstand auch nur ein wenig zu lockern. Sie misstrauen dem Versprechen, in ihrer Seele die Gründe für ihr Gewicht zu finden. Sie misstrauen ihm, weil die Suche immer wieder instrumentalisiert wird, um ihnen das Abnehmen zu verkaufen. Sie misstrauen ihm mit Recht. Sie wehren sich erfolgreich gegen eine raffinierte Ideologie, die von allen Seiten in ihr Denken einzudringen versucht. Aber sie fühlen sich dafür schuldig und empfinden ihr Misstrauen erneut als privates, individuelles Scheitern.

Die Fat-Acceptance-Bewegung in Amerika steht noch ganz am Anfang. Aber sie ist schon jetzt vergleichbar mit anderen Emanzipationsprozessen, die die Gesellschaften der westlichen Welt grundlegend verändert haben. Sie ist vergleichbar mit der Bewegung, die zur Gleichberechtigung der Schwarzen geführt hat. Mit der Bewegung, die zur Gleichberechtigung der Frauen geführt hat. Mit der Bewegung, die zur Gleichberechtigung der Homosexuellen geführt hat. Mit der Bewegung, die zur Gleichberechtigung der Behinderten geführt hat.

Wie bei all diesen Emanzipationsprozessen überwiegen in der Bevölkerung auch bei der Bewegung zur Akzeptanz von Dicken am Anfang diejenigen Stimmen, die diese Bewegung ablehnen. Wie bei vergleichbaren Emanzipationsprozessen holen sie dafür vermeintlich unumstößliche wissenschaftliche Wahrheiten zu Hilfe. Lange Zeit galt es als klinisch erwiesen, dass Schwarze geistig eher den Tieren als den Menschen zuzurechnen seien. Es galt als medizinisch dokumentiert, dass Frauen nicht in der Lage seien, dieselben intellektuellen Leistungen zu erbringen wie Männer. Lange Zeit galt es als unbestritten, dass Homosexualität eine Krankheit sei, die durch radikale Abkehr und körperliche Disziplin überwunden werden müsse. Lange war es juristisch anerkannt, dass Menschen mit eingeschränkten körperlichen oder seelischen Fähigkeiten Krüppel seien und dadurch keinen vollständigen Anspruch auf die Menschenrechte hätten.

Dass viele Fachleute daran glaubten, hat diese Argumente nicht richtiger gemacht. Dass Gesundheitspolitiker heute glauben, das Dicksein belaste die Allgemeinheit, weil es automatisch zu Krankheiten führe, macht auch dieses Argument nicht richtiger. Dass sich der Staat im Recht sieht, Angestellte mit einem BMI über 30 nicht regulär zu verbeamten, weil sie weniger leistungsfähig seien und ihre Ausfälle den Steuerzahler zu viel Geld koste, macht dieses Argument nicht richtiger. Dass private Krankenversicherungen von schwergewichtigen Bewerbern höhere Prämien fordern, weil sie erwarten, dass diese Menschen aufgrund ihres Gewichts automatisch ein größeres Krankheitsrisiko hätten, macht dieses Argument nicht richtiger. Dass Ärzte pummelige Kinder zu monatelangen Radikaldiäten abkommandieren, weil sie überzeugt sind, dass ein schweres Kind später automatisch fettsüchtig und krank wird, macht dieses Argument nicht richtiger.

Diskriminierende Argumente, die irgendwann die Fachwelt und die Öffentlichkeit beherrschten, haben sich alle irgendwann als falsch erwiesen. Sie alle funktionierten immer nur innerhalb einer Ideologie.

Ein Teil der Bevölkerung wird eine Emanzipation der Dicken für überflüssig halten. Er sieht darin kein strukturelles Problem der Gesellschaft. Jedenfalls keines, das so wichtig wäre, um angegangen zu werden, bevor nicht Arbeitslosigkeit, Umweltverschmutzung, Atomkraft und tödliche Krankheiten abgeschafft sind.

Unter denjenigen, die eine neue Emanzipationsbewegung ablehnen, sind immer auch sehr viele Menschen, die von dieser Bewegung unmittelbar profitieren könnten. Es ist ein Rätsel der menschlichen Psyche, warum manche Leute immer dann ihresgleichen die Solidarität verwehren, wenn eine Veränderung hin zu mehr Freiheit unmittelbar bevorsteht. Vielleicht ist diese Scheu vergleichbar mit der eines ängstlichen Kaninchens, das auch dann sein Gehege nicht verlässt, wenn das Türchen offen steht. Irgendetwas in seinem Hirn scheint ihm zu signalisieren, dass es damit riskiert, die tägliche, zuverlässige Fütterung zu verlieren.

«Im Alter muss sich eine Frau entscheiden, ob sie Mops oder Zicke ist», sagte meine Schwiegermutter bei einem unserer ersten Treffen zu mir. Sie war noch dabei, mich zu testen. Aber sie fand den richtigen Griff nicht, mit dem sie mich packen konnte. Als Erstes versuchte sie es mit der Figur. Beim Essen tat sie mir ungefragt ein zweites Mal auf und sagte: «Na, dir schmeckt es doch immer.» Meine Schwiegermutter hält viel auf die schlanke Linie. Aber ich reagierte nicht. Auch nicht auf all die anderen Bälle, die sie in diese Richtung kickte. Sie spielte mit mir das Spiel der Frauen, aber ich ließ mich darauf nicht ein. Sie selbst ist bis ins Alter schlank und zierlich geblieben, unter großen, gewohnheitsmäßigen Mühen, und wenn alles mit rechten Dingen zugegangen wäre, hätte ich irgendwann angefangen, mich für meine Figur zu rechtfertigen oder zu demütigen, um mich bei ihr beliebt zu machen. Das mit dem Mops und der Zicke war eine letzte Breitseite, die sie ausprobierte.

Ich hätte mich so viel lieber normal mit ihr unterhalten. Aber sie hat ein Leben lang eingeübt, dass sie als Frau immer in Konkurrenz zu anderen Frauen steht, über alle Grenzen von Alter und Familie hinweg. Dass erst die Frage geklärt werden muss, wer die Schönste von uns ist, bevor man einander näherkommen kann. Frauen machen es einander so schwer mit ihren Körpern. Da hat alle weibliche Emanzipation nichts geholfen. Als Ausweitung des Leistungsprinzips auf den weiblichen Körper hat sie es eher noch schlimmer gemacht.

Gelungene gesellschaftliche Emanzipationsbewegungen haben Gemeinsamkeiten. Ein erster Schritt bestand immer darin, dass Menschen anfingen, sich miteinander zu solidarisieren. Sie verzichteten freiwillig auf die Möglichkeiten, einander zu bekämpfen und niederzumachen. Dabei handelten sie nicht aus Gründen der persönlichen Freundschaft, sondern mit politischer Absicht. Solidarität unterscheidet sich von Freundschaft dadurch, dass es bei der Solidarität keine Rolle spielt, ob man den anderen persönlich leiden kann oder all seine Motive unterstützt. Es geht darum, dass man sich mit ihm zusammenschließt, um als Gruppe stärker zu werden. In den frühen Jahren der Frauenbewegung haben das auch Frauen untereinander getan. Aber irgendwann unterwegs, als ein Großteil der Ziele erreicht war, haben sie diese Solidarität zueinander wieder verloren.

Frauen mögen es nicht, wenn du schlanker wirst. Die Frauen sind netter zu dir, wenn du dicker bist als sie. Du hast einen so sinnlichen Körper, sagen sie, und viele glauben das tatsächlich. Sie schenken dir Körperöl und Duftkerzen, weil sie finden, dass das zu dir passt. Sie gehen gerne mit dir in die Öffentlichkeit. Vorausgesetzt, du bist nicht zu dick. Nicht so dick, dass es andere abschrecken könnte. Nicht so dick, dass andere denken könnten, die Schlanke hätte etwas mit diesem Dicksein zu tun. Aber ein bisschen dick ist für fast alle schlanken Frauen sehr gut, jedenfalls wenn es die beste Freundin ist.

Es ist so einfach, schlank sein zu wollen. Nicht einmal Mütter können sich diesem Wunsch mehr entziehen. Die Bikinibilder, die von dem deutschen Model Heidi Klum nach ihrer vierten Entbindung gemacht wurden, gingen durch alle Illustrierten. Schon wenige Wochen nach der Geburt wies ihr Körper keine sichtbaren Spuren der Schwangerschaft mehr auf. Für diese Leistung wurde sie allseits gelobt. Ungezählte Mütter, die die Bilder sahen, messen sich an ihr. Es ist doch so einfach, sagen die Fotos. Ihr müsst halt Sport treiben und auf die Ernährung achten. Sex nicht vergessen, den das Model so oft betont. Das kann doch nicht so schwer sein.

Seit einigen Jahren gelten Frauen über dreißig als zweitgrößte Risikogruppe für eine neu entwickelte Essstörung. Davor waren vor allem Mädchen in der Pubertät von einem gestörten Essverhalten betroffen. Das Wort «Essstörung» wird meist mit Magersucht oder mit Ess-Brech-Sucht in Verbindung gebracht. Aber die Medizin zählt inzwischen auch weniger auffällige Varianten der ständigen Gewichts- und Kalorienkontrolle dazu. Eine Essstörung liegt vor, wenn die Gedanken ständig ums Essen kreisen, egal, ob man es dann auch zu sich nimmt. Vor allem beruflich sehr ehrgeizige Frauen sind betroffen. Viele von ihnen geben oft gar nicht mehr zu, dass sie Diät machen. Sie sprechen davon, dass sie sich «gesund» ernähren. Sie geben an, gerne und mit Disziplin Sport zu treiben und «viel Wasser» zu trinken. Diese neue Essstörung besteht darin, dass erwachsene Frauen den ganzen Tag ein schlechtes Gewissen haben, wenn sie zum Frühstück ein zweites Brötchen gegessen haben. Dass ihre Gedanken noch Stunden später davon erfüllt sind, ob sie das Stück Brot zum Salat nicht hätten weglassen können. Eine Sportlektion wird nicht in Freude und geistige Entspannung umgerechnet, sondern in Kalorien, die damit abgebaut werden. Für viele ist das wie ein Zwang. Die vielen Liter stillen Wassers, die im Laufe eines Tages getrunken werden, helfen, von Hungergefühlen abzulenken. Jedes Mal pinkeln hinterlässt das Gefühl, wieder ein bisschen Last losgeworden zu sein. Manchmal kommt «Binge-Eating» dazu, regelmäßige Fressanfälle, die depressive Verstimmungen nach sich ziehen können. «Binge» ist Englisch und bedeutet «Gelage».

Alle diese Essvarianten bedeuten eine ungeheure Brutalität gegen sich selbst. Der Körper wird nicht nur in eine strenge Form gezwungen, in die er von allein nicht passen würde. Es darf auch niemand die Mühe bemerken. Ein Teil der Dinosaurier zwängt sich unbemerkt ins Eichhörnchenkostüm und sieht darin seine größte Leistung. Aber darin liegt noch nicht einmal das größte Problem. Das größere Problem liegt darin, dass jeder Einzelne von ihnen bei den Dinosauriern fehlt. Bei denen, die dafür kämpfen müssen, dass es für sie genug Platz in der Gesellschaft gibt.

Dicksein erscheint dagegen als undankbare, mühevolle Aufgabe. Es bedeutet nicht nur, über einen als weniger attraktiv eingestuften Körper zu verfügen. Es bedeutet, dass man automatisch bestimmte Rollen zugeteilt bekommt. Am häufigsten ist es die Rolle des Verlierers, der sich selbst hasst. «Dicke Menschen stecken oft in der Schuldenfalle», hieß eine Schlagzeile des *Tagesanzeiger* aus Zürich im März 2010. Damit wird nahegelegt, dass überdurchschnittlich viele Dicke nicht nur ihr Gewicht, sondern auch ihre Finanzen nicht kontrollieren können. Man könnte diese Korrelation, die eine Studie der Universität Mainz festgestellt hat, aber auch ganz anders interpretieren: Schulden bereiten einem Menschen starken psychischen Stress. Erwiesenermaßen nehmen dick veranlagte Menschen unter Stress weiter zu. Die Schlagzeile könnte auch heißen: «Menschen in der Schuldenfalle werden dick.» Aber darüber wird gar nicht mehr nachgedacht. Gleichungen, in denen das Dicksein vorkommt, werden immer so lange gedreht, bis am Ende ein verminderter Wert, ein Minus steht. Und dieses Minus bedeutet «dick».

Daran haben wir uns unmerklich gewöhnt. Die Medien helfen dabei. Sehr viele positive Bilder, die es einst von dicken Menschen gab, sind aus den Medien verschwunden. Nur im Fernsehen haben ein paar davon als Stereotypen überlebt. Ein Stereotyp heißt: Dicke müssen lustig sein. Sonst haben sie nichts zu lachen.

Zu den bekanntesten Dicken im deutschen Fernsehen gehören der Kabarettist und Volksschauspieler Ottfried Fischer, der mopsfidele Moderator Dirk Bach, der derbe Comedian Markus Maria Profitlich, die kreischlaute Komikerin Hella von Sinnen, die resolute Moderatorin Tine Wittler und die masochistische Comedienne Cindy von Marzahn. Der jugendliche Axel Stein hat sich vor kurzem aus der Rolle des tumben Dicksacks herausgehungert und tritt nun als muskulöser junger Mann in Erscheinung.

Spaßsendungen, die Zuschauer mit Pannenvideos unterhalten, in denen Menschen vom Rasenmäher fallen oder Hunde mit einem Faxgerät kämpfen, werden von dicken Moderatoren präsentiert, als sei der Zusammenhang von Ungeschick und Übergewicht ein Naturgesetz.

Aber auch die scheinbar positive Festschreibung auf den gutmütigen Dicken hat eine düstere Kehrseite. Sie sagt, dass man, wenn man schon dick ist, auch lustig und robust zu sein und gefälligst über jeden Witz auf seine Kosten mitzulachen hat.

Die Rollen dicker Schauspieler werden häufig auf ein Minimum an Charakterzügen reduziert. Der sensible Dieter Pfaff. Der ritterliche Rainer Hunold. Der peinliche Tetje Mierendorf. Bei Schauspielerinnen reicht bereits ein Abweichen von der kleinsten Kleidergröße, damit sie nur noch für das Dickenfach eingesetzt werden und damit zunehmend für die Rolle der Verliererin.

Bis vor ungefähr zehn Jahren gab es für dicke Schauspielerinnen neben den Mutterrollen noch die der bodenständigen, warmherzigen Alltagsheldin, wie sie Marianne Sägebrecht in vielen Filmen verkörperte. Oder die patente «beste Freundin», wie sie etwa die Schauspielerin Franziska

Traub bis 2003 als «Gisi» in der Sitcom «Ritas Welt» spielte. Diese sind fast vollständig verschwunden.

Die deutsche Telenovela «Verliebt in Berlin» aus dem Jahr 2005 handelte von einem unscheinbaren Mädchen, das sich durch die Liebe zu einem Modeunternehmer in eine Schönheit verwandelt. Besetzt wurde die Rolle mit einer zierlichen Schauspielerin, die dafür einen sogenannten «fatsuit» trug – einen gepolsterten Ganzkörperanzug, mit dem sie Kleidergröße 40 hatte. In einem Interview sagte die Schauspielerin Alexandra Neldel: «Das ist ein ganz wichtiger Grund, warum ich diese Rolle angenommen habe. Die Zuschauer sehen mich einmal ganz anders. Tolle Klamotten oder perfektes Styling stehen nicht mehr im Vordergrund, sondern es zählt nur die Frage: Wie spielt sie? Es ist meine Aufgabe, die Zuschauer allein mit meinem schauspielerischen Talent für Lisa zu begeistern.» Schon eine Frau mit Größe 40, legt sie damit nahe, kann nicht mehr durch ihr Äußeres überzeugen. Solange die von ihr verkörperte Figur nicht abgenommen hatte, trat sie mit Zahnspange und starker Brille als tollpatschige Lachnummer auf. Jungen Frauen wird seit einigen Jahren jegliche Normalität und Attraktivität abgesprochen, wenn sie auch nur ein bisschen rundlicher sind. Dicke Schauspielerinnen, die als romantische Heldin oder sogar als erotische Verführerin in Erscheinung treten, gibt es bei uns nicht. Das sei nicht möglich, sagen die Fernsehleute. Weil die Kamera Menschen automatisch fünf bis zehn Kilo schwerer wirken lasse. Es sei technisch nicht machbar, dass Menschen, die nicht sehr schlank sind, vor der Kamera trotzdem beweglich und anziehend erscheinen. Auf die positive Rolle des üppigen Vollweibes ist im deutschen Fernsehen seit Jahren die Münchner Schauspielerin Christine Neubauer festgelegt. Diese wird nicht müde zu betonen, dass sie in Wirklichkeit gar nicht dick sei. Nach eigenen Angaben trägt sie Kleidergröße 38. Unter ihrem Namen sind mehrere Diät- und Fitnessbücher erschienen.

So wird inzwischen praktisch jeder Körper, der als dick wahrgenommen werden kann, im Unterhaltungsbereich mit einem Stereotyp vorgeführt. Männer ebenso wie Frauen, Prominente ebenso wie Namenlose. Die Öffentlichkeit entscheidet, ob es ein positives oder ein negatives Stereotyp ist. Der stark übergewichtigen amerikanischen Schauspielerin Gabourey Sidibe wurde in dem Drama «Precious – Das Leben ist kostbar» im Jahr 2009 jede nur mögliche Art von Opfertum auf den Leib geschrieben: extrem übergewichtig, schwarz, Analphabetin, vom Vater geschwängert. Und trotzdem tapfer und um Emanzipation bemüht. Dafür wurde sie für den Oscar nominiert. In ihren Stereotypen werden Dicke begafft, als gutmütige Witzfiguren ausgelacht, bemitleidet, oder, wenn besondere körperliche Leistungen dazukommen, vielleicht ein wenig bewundert. Die Zuschauer lernen daraus, dass sie als Teil der Öffentlichkeit scheinbar jederzeit das Recht haben, ungehemmt über Körper zu urteilen. Das ist eine schädliche Lektion. Sie führt zu immer mehr Diskriminierung.

Der berühmten amerikanischen Sopranistin Deborah Voigt wurde 2003 vom Royal Opera House in London eine Rolle wieder entzogen, weil sie als zu dick für die Bühne betrachtet wurde. Voigt ließ sich daraufhin einen Magenbypass legen und nahm 60 Kilo ab. Medien, die danach fragten, antwortete sie fröhlich, dass sie den Verantwortlichen in London ihre Entscheidung nicht übel nähme. Nach der Operation wurde ihr dieselbe Rolle erneut angeboten und Voigt akzeptierte. Es ist ein Bestandteil der zunehmenden Diskriminierung, dass man von Dicken erwartet, jederzeit ihre Würde in Zahlung zu geben, wenn sie überhaupt noch mitspielen wollen.

Die amerikanische Schauspielerin Elizabeth Taylor galt in ihrer Jugend als schönste Frau der Welt. Als sie im Frühjahr 2011 starb, schrieb eine Journalistin über den gealterten Star: «Wenn man sie sah, auf Bildern oder in den Nachrichten, erkannte man sie kaum. Der Körper unter Fett verschüttet.» Auch das ist eine gängige Betrachtungsweise des dicken Körpers. Die Vorstellung, dass Fett etwas ist, was den Blick auf den wahren Menschen verstellt. Die Idee, dass die Allgemeinheit ein Recht haben könnte, solches Fett nach Wunsch beiseitezuschieben wie einen störenden Vorhang, um den Blick ungestörter schweifen zu lassen. Die Irritation darüber, dass Dicke der Öffentlichkeit offenbar etwas vorzuenthalten wagen, worauf diese einen immer größeren Anspruch erhebt. In dieser Sichtweise liegt eine ungeheure Anmaßung.

Denn wenn ein Mensch so dick wird, dass sein Körper wie ein Panzer erscheint, dann liegt darin womöglich eine Wahrheit dieses Menschen. Dann benötigt er vielleicht, aus welchen Gründen auch immer, diesen Panzer. Dann ist es anmaßend, wenn man die individuelle Bedeutung dieses Körpers ungefragt zum Gegenstand freizeitpsychologischer Betrachtung macht und seine womöglich erkennbare Schwäche beurteilt und kritisiert. Es ist ungefähr so, als ob man einen Gehbehinderten anstarrt, der sich mühsam über eine Straße bewegt, und ihn dann auffordert, sich etwas gefälliger zu bewegen, damit das Zuschauen mehr Freude macht.

Der dicke Körper ist nicht vogelfrei. Auch ein sehr korpulenter, vielleicht kranker Körper ist nicht vogelfrei. Seine Bedeutung ist kein Tummelfeld für fremde Blicke. Nicht für Profivoyeure und nicht für eine wohlmeinende Öffentlichkeit.

Es sind die Dicken, die sich gegen diese Anmaßungen und gegen die Diskriminierung wehren müssen. Nicht nur die überbordenden Figuren. Auch diejenigen, die nur ein bisschen vom Ideal abweichen und trotzdem zu den Gefährdeten und den Gefährlichen gerechnet werden. Diejenigen, denen man Angst macht, um sie zur Umkehr zu bewegen. Sie sind es, die in allen Bereichen der Gesellschaft neue, positive Bilder von sich fordern müssen. Für sich und für ihre Kinder, die mit einiger Wahrscheinlichkeit auch dick veranlagt sind und diese Bilder dringend brauchen.

Auch die Bilder selbst müssen von den Dicken kommen. Jeder, der dick veranlagt ist und sich dazu bekennt, trägt neue Bilder in die Gesellschaft. Wir brauchen Bilder, an denen sich die anderen Dicken orientieren können. Bilder, an die die Gesellschaft sich gewöhnen kann. Es ist ein erster Schritt, Verantwortung für die Veränderung zu übernehmen. Verantwortung dafür, dass es für Dicke genügend Platz gibt. Es geht nicht darum, sich gegen die Bilder der Dünnen zu wehren. Es geht darum, sich gegen die Dominanz dieser Bilder zu wehren. Und es geht darum, ihnen genügend brauchbare Bilder von Dicken hinzuzufügen.

In Deutschland wurde vor kurzem die «Gesellschaft gegen Gewichtsdiskriminierung» gegründet. Sie versteht sich «als gesellschaftspolitische Initiative mit dem Ziel, die soziale Akzeptanz von dicken Menschen zu verbessern und Diskriminierung auf der Basis von Körpergewicht zu bekämpfen». Vorsitzende ist die Wissenschaftslektorin Stefanie von Liebenstein, die in den USA mit der Fat-Acceptance-Bewegung in Kontakt kam. Bereits seit 1989 gibt es in Deutschland den Verein «Dicke e.V.», der sich die Akzeptanz dicker Menschen auf die Fahne geschrieben hat. In der Schweiz hat sich 2007 die Gruppierung «Rund, na und» zusammengeschlossen, die sich gegen die Diskriminierung von dicken Menschen einsetzt. In Österreich existiert seit 2009 die feministische «ARGE dicke Weiber». Seit 2002 tauschen sich Dicke im gesamten deutschsprachigen Raum im Internetforum von «Deutschlands Dicke Seiten» über gesellschaftliche und politische Themen und ihren Alltag aus.

Noch beschränken sich die Aktivitäten dieser Gruppen meist darauf, einzelne Menschen zu vernetzen und Adressen für Kleidergeschäfte und Freizeitveranstaltungen auszutauschen. Noch vermögen diese Initiativen nicht viel mehr, als, ähnlich wie ein Grenzstein, ein Terrain zu markieren. Aber sie machen einen Anfang. Sie fangen an, ein paar Dinge über das Dicksein öffentlich richtigzustellen. Zum Beispiel, dass es Menschen gibt, die nicht erst abnehmen wollen, bevor sie sich zu Wort melden. Auch wenn sich dafür bisher fast nur die extrem Dicken zuständig zu fühlen scheinen.

«Ich möchte dick genannt werden, weil es die Wahrheit ist», schreibt die amerikanische Publizistin Kate Harding. «Ich bin nicht ‹übergewichtig›. Dieses Wort impliziert, dass es ein objektives Idealgewicht für mich gibt, welches unter meinem gegenwärtigen Gewicht liegt, obwohl ich regelmäßig Sport treibe und so viel esse, wie mein Körper benötigt. Das ergibt überhaupt keinen Sinn. Ich bin eindeutig nicht dünn, obwohl man mich davon offenbar überzeugen will, wenn man mir sagt, ich sei nicht dick.»

Harding betrieb einen viel beachteten Blog zur Akzeptanz von Dicken. «Ich bin so kurvenreich wie eine Bergstraße. Und ich habe im letzten halben Jahr wahrscheinlich mehr Geld für Kleidung in Übergrößen ausgegeben als diejenigen, die sie nähen, in einem ganzen Jahr verdienen. Und obwohl ich einige Menschen kenne, die Euphemismen wie ‹große, schöne Frau› oder ‹starke Person› oder ‹sinnlich› oder ‹moppelig› oder ‹mollig› bevorzugen: Ich gehöre wirklich und ganz ehrlich nicht dazu. (Jetzt mal ernsthaft: moppelig? Wollt ihr mich verarschen?)»

Hardings Blog «Shapely Prose» war zunächst als privates Notizbuch für Freunde im Internet angelegt. Aber es wurde sehr schnell zu einer wichtigen Plattform der Fat-Acceptance-Bewegung. Harding zählt nach amerikanischer Sichtweise zu den «small fat». Das sind diejenigen Menschen, die dick, aber dadurch nicht behindert sind. Oft sprachen ihr gewichtigere Leser die Kompetenz in Dickenfragen ab, weil Harding nicht dick genug sei, um wirkliche Diskriminierung zu erfahren. «Genau dort liegt der allerwichtigste Grund, warum ich das Wort fett so stur für mich in Anspruch nehme», schrieb sie dazu. «Weil zu viele Frauen mich ansehen und denken, die ist nicht dick, die sieht doch gut aus. Und dann sich selbst ansehen und denken, ich bin so fett, ich kann unmöglich gut aussehen (oder gut sein). Sogar solche, die ganz genauso gebaut sind wie ich. Solange diese beschissenen Stereotypen bestehen – dass dicke Frauen niemals gesund, schlau, ehrgeizig, diszipliniert, modisch, anziehend und ungemein liebenswert sein können –, solange Frauen, die alles das und dazu dick sind, sich weiterhin als grundlegend abstoßend und unwert ansehen, so lange werde ich jedes Mal, wenn jemand mir sagen will, dass ich nicht dick bin – einfach nur, weil ich nicht in diese Stereotypen passe –, sagen, dass ich verdammt noch mal dick bin. Dicksein, c'est moi.»

Anhänger der neuen Bewegung zur Akzeptanz des Dickseins verstehen und benutzen das Wort «dick» auf eine ungewohnte Weise. Sie nehmen es als ein neutrales Wort, das eine körperliche Eigenschaft beschreibt, so wie es «blond» oder «grünäugig» tut.

Vielen Menschen fällt es ungeheuer schwer, das Wort «dick» neutral zu verwenden. Manche können dieses Wort schon kaum ertragen, wenn es irgendwo geschrieben steht. Es schwingen darin so viele negative Bedeutungen mit. Wegen dieser Bedeutungen hört sich «dick» für viele Menschen so falsch an wie «Neger» oder «Krüppel». Das sind Worte, die nicht von ihrer abwertenden Bedeutung zu trennen sind und deshalb nicht mehr benutzt werden sollen. Darauf hat man sich geeinigt.

Anhänger der neuen Bewegung verwehren sich radikal den negativen Bedeutungen, mit denen das Wort «dick» in der herrschenden Ideologie aufgeladen wurde. Sie wehren sich dagegen, dass es gleichzeitig die Bedeutung von «ekelhaft», «willensschwach», «abstoßend» und «minderwertig» haben soll.

Es gibt Begriffe, bei denen die Loslösung von abwertenden Bedeutungen gelungen ist. «Schwul» ist so ein Wort. Ein wichtiger Schritt der schwulen Emanzipationsbewegung bestand darin, das einstige Schimpfwort zu übernehmen und allmählich seine Bewertung zu verändern. Heute ist «schwul» ein gängiges Wort, das nicht als diskriminierend empfunden wird. Dem Wort «dick» könnte eine ähnliche Karriere bevorstehen.

Nach vier Jahren täglichen Bloggens und manchmal Hunderten von Kommentaren zu einem Eintrag gab Kate Harding «Shapely Prose» 2010 auf. Aber noch immer schreibt sie im Internet manchmal über Dickenthemen. Und sie betreibt eine Bilderschau namens «BMI-Project». Darin stellt sie Bilder von attraktiven Frauen jeder Größe einer meist negativen medizinischen Einschätzung gegenüber, die aufgrund der BMI-Tabelle entsteht. Dicksein ist ein harter Job. Aber jemand muss ihn machen.

Wird jetzt alles leichter?

Immer an den Mittwochnachmittagen meines letzten Schuljahres zog ich die Kleider meiner großen Schwester an und ging in einem Möbelladen arbeiten. Uns Mitarbeitern war es verboten, miteinander zu schwatzen. Stattdessen sollten wir durch die Möbelausstellung zirkulieren, so nannte es der Filialleiter, und uns unauffällig in die Nähe etwaiger Kunden begeben, wenn wir sie zwischen den Polsterbetten und Einbauschrankmodellen erblickten. Unter der Woche war meist nicht viel los und wie zufällig zirkulierten die Aushilfen in der oberen Etage, wo wir uns flüsternd unterhielten. Einer meiner Kollegen war Bernie. Bernie füllte seine Verkaufsverträge mit einer runden, weichlichen Handschrift aus. Der Druck seines Stiftes war so schwach, dass seine Schrift auf dem Durchschlag kaum zu lesen war. Ich wusste das, weil wir alle ständig in den Ablageordner mit den Durchschlägen schielten, um zu sehen, ob die anderen mehr verkauften. Der Filialleiter hatte uns eine Provision in Aussicht gestellt.

Meist saßen Bernie und ich uns an Schreibtischen in der Büroabteilung gegenüber und sprachen übers Essen. Das heißt, Bernie erwähnte das Essen und ich versuchte, möglichst allgemein zu bleiben. Im Grunde versuchte ich den Eindruck zu erwecken, dass ich nur in Ausnahmefällen überhaupt aß. Bernie sprach gerne vom Essen. Er war wie seine Schrift: weich und ein bisschen rundlich. Und er hatte einen dicken Po.

Bernie erzählte gerne davon, was er aß. Er wollte als Feinschmecker gelten und konnte ausschweifend über ausgefallene Fleischsorten, seltene Weine und unbekannte Zubereitungsarten referieren. Für mich waren diese Gespräche eine

Qual. Ich war in diesen Jahren nicht besonders dick, aber die Jahre der Diät hatten meine Wahrnehmung durcheinandergebracht. Meist trug ich im Laden den wadenlangen, türkisfarbenen Tellerrock meiner Schwester. Selbst besaß ich damals nur schwarze Kleider, die der Filialleiter nicht durchgehen ließ. An einem Tag, als ich mir einen anderen Rock, diesmal in rostrot, bei meiner Schwester abholte, entdeckte ich in ihrem Regal zufällig ein Buch mit dem Titel «Essen als Ersatz». Ich nahm es mit in den Möbelladen und hätte gerne in den Pausen darin gelesen. Aber das war unmöglich, solange Bernie da war. Er hätte das Buch gesehen und nach dem Titel gefragt. Das hätte unser Gespräch in eine Richtung geführt, in die ich mich schon allein kaum traute. Das war damals alles so neu. Die Idee, dass Dicksein etwas anderes ist als nur das Resultat einer zu laschen Diät. Nach den Sommerferien kündigte ich den Job. Das Buch stellte ich nach der Lektüre wieder ins Regal meiner Schwester und dachte nicht mehr daran. Es dauerte fast zwei Jahrzehnte, bis es mir gelang, das Wort «dick», das mich beschreibt, vor fremden Ohren auszusprechen. Von da an wurden die Dinge langsam besser.

2004 legte der Unilever-Konzern eine Werbekampagne auf, mit der das Image der Körperpflegemarke Dove verbessert werden sollte. Alle Bilder und Werbespots, die für eine hautstraffende Bodylotion warben, verzichteten auf Models und zeigten stattdessen real wirkende Frauen. Es waren Frauen mit kräftigen Oberschenkeln, ausladenden Hüften, umfangreichen Armen und, in einzelnen Fällen, sogar sichtbarem Bauch. Diese Frauen trugen nichts als Unterwäsche, alle wirkten munter und sympathisch und schienen sich in ihrem Körper wohl zu fühlen. Keine von ihnen war dick. Aber einige wirkten so, weil unser Blick an die Norm der überschlanken Models gewöhnt ist. Darum erinnern sich viele

Leute an diese Bilder als «Dicken-Kampagne». Sie erregte enorme Aufmerksamkeit und wurde vorwiegend positiv aufgenommen.

Entwickelt wurde die Dove-Kampagne von einer Düsseldorfer Werbeagentur. Sie startete weltweit in vielen Ländern, unter anderem in den USA. Überall brachte sie der Marke eine stark erhöhte Aufmerksamkeit und einen Anstieg der Umsätze. In der Werbewelt löste sie eine Diskussion darüber aus, wie man Produkte besser an Frauen verkaufen kann. Kaufen Kundinnen mehr, wenn die Werbung von realistischen Abbildungen begleitet wird, die Ähnlichkeit mit ihnen haben? Oder lassen idealisierte Traumwesen den Umsatz steigen? Es zeigte sich auch, dass eine solche Kampagne nicht universell einsetzbar ist. In Asien und Argentinien wurde sie nicht veröffentlicht. Dort gelten dicke Frauen als so abstoßend, dass mit ihnen keine Produkte zur Schönheitspflege verkauft werden können.

In Deutschland zeigten andere Teile der Kampagne auch ältere, dunkelhäutige, stark sommersprossige oder sonst von der mitteleuropäischen Modelnorm abweichende Frauen. Immer in Unterwäsche und immer überbordend sympathisch. In mehr als zwanzig Ländern startete der Konzern gleichzeitig mit der Kampagne eine «Initiative für wahre Schönheit». Auf einer Internetseite sollten Schönheitsideale diskutiert werden. Mit einem speziellen Arbeitsheft zum Körpergefühl sollte das Selbstwertgefühl von Mädchen und jungen Frauen in Bezug auf ihren Körper gestärkt werden. 2006 begann die Initiative mit einem Frankfurter Zentrum für Essstörungen zusammenzuarbeiten und ein Präventionsprogramm für Schulen anzubieten. Daran beteiligte sich auch die feministische Psychotherapeutin Susie

Orbach, die 1979 mit ihrem «Anti-Diät-Buch» eines der ersten und bis heute radikalsten Bücher gegen die Schlankheitsideologie veröffentlicht hat. Sie formulierte als Erste den Gedanken, dass ein dicker Frauenkörper oftmals Protest gegen die Gesellschaft ausdrückt. Und dass dieser Protest erlaubt ist.

Die Dove-Kampagne startete zu einer Zeit, als viele Modefotos offen magersüchtige Models zeigten und immer mehr Mütter feststellten, dass bereits ihre vorpubertären Töchter von diesen Bildern fasziniert waren. Im selben Jahr strahlte ein deutscher Privatsender erstmals mit großem Erfolg die Casting-Show «Germany's next Topmodel» aus. Darin konkurrieren junge Frauen unter der Aufsicht des Topmodels Heidi Klum um einen Vertrag mit einer Modelagentur und nahmen jede erdenkliche Demütigung auf sich, um die anderen auszustechen.

Unter dem Titel «Leben hat Gewicht – gemeinsam gegen den Schlankheitswahn» startete die Bundesregierung 2007 eine weitere Initiative zum Thema Körper und Gesundheit. Initiiert wurde sie von der damaligen Bundesgesundheitsministerin Ulla Schmidt, der damaligen Bundesfamilienministerin Ursula von der Leyen, der Bundesbildungsministerin Annette Schavan und der feministischen Publizistin Alice Schwarzer. Bei jungen Menschen soll ein positives Körperbewusstsein gefördert und ein gesundes Selbstbild vermittelt werden. Verschiedene Tagungen und Modellprojekte in soziokulturellen Einrichtungen und an Schulen versuchen seither, dieses Anliegen umzusetzen. Zusammen mit dem Bundesverband der deutschen Textil- und Modebranche erarbeitete die Initiative eine sogenannte «Model-Charta», die im Sommer 2008 in Kraft trat. Das ist eine Selbstverpflichtung der deutschen Modeindustrie, auf die Präsentation ihrer Produkte mit eindeutig magersüchtigen Models zu verzichten. Darin heißt es unter anderem: «Die Unterzeichner setzen sich ein für die Förderung und Vermittlung eines gesunden Körperbildes und stellen sich offen gegen krankhafte (Vor-)Bilder extremer Magerkeit, insbesondere bei Mädchen und Frauen. Sie verpflichten sich, bei all ihren Aktivitäten die Vielfalt in der Darstellung von Körperbildern zu fördern und jede stereotype Form zu vermeiden. Gemeinsam mit Medien, Werbung, Wirtschaft und Politik soll das oft vermittelte gesundheitsschädigende Körperbild korrigiert werden. Sie erkennen an, dass die Vermittlung eines gesunden Körperbildes und modische Kreativität und Vielfalt keine Gegensätze darstellen.»

Einmal mehr hat man die Macht der Bilder erkannt und ist erschrocken, was sie anrichten können.

Die Bilder der mageren Models schaden nicht nur den dünnen Mädchen, die sie sich zum Vorbild nehmen und immer weiter hungern. Sie schaden auch den dicken Mädchen, die in ihnen ein Ideal sehen, zu dem es keine Alternativen gibt. Es ist ein Ideal, das sie nie in ihrem Leben erreichen können. Es gibt ihnen das Gefühl, schon ganz früh zu scheitern. Die Initiative «Leben hat Gewicht» wendet sich ausdrücklich nicht nur an Jugendliche, die mit Magersucht oder Ess-Brech-Sucht zu schaffen haben, sondern auch an diejenigen, die dem «Binge-Eating» verfallen. Das ist das Verhalten, das man früher Fresssucht nannte. Auf ihrer Internetseite bietet die Initiative einen «Selbsttest» an. Mit diesem sollen Interessierte herausfinden können, ob sie «zu dick, zu dünn oder vielleicht genau richtig» sind. Als Mittel dient die Berechnung des eigenen Body-Mass-Index. Mehr fällt auch den engagierten Initiantinnen dazu nicht ein.

Die Ideologie der Schlankheit ist Teil des Systems geworden. Wer sich innerhalb seiner Grenzen bewegt, kann kaum mehr tun, als ein bisschen an den Rändern herumzuschleifen. Mehr vermag auch die wohlmeinende Initiative der Bundesregierung gegen gestörtes Essverhalten nicht. Sie wendet sich zuerst an die Mageren und hat kaum Kenntnis über die Dickeren und wie ihnen zu helfen wäre. Aber immerhin macht sie einen Anfang.

Im Januar 2010 begann die Frauenzeitschrift *Brigitte,* in ihren Modeproduktionen konsequent auf professionelle Models zu verzichten. Sie bezeichnete diesen Entschluss als «Revolution». Seither präsentieren ausschließlich Laien Kleidung, Kosmetika und Fitnessthemen. Zwar werden auch diese professionell geschminkt und frisiert und die Fotos, wenn auch vergleichsweise moderat, mit Bildbearbeitungsprogrammen behandelt. Dennoch hat sich die Spannbreite der Bilder erweitert. Man sieht jetzt individuellere Gesichtszüge, weniger einheitliches Ebenmaß und hin und wieder ältere Gesichter und graue Haare. Aber es sind auch jetzt keine durchschnittlichen Personen, die das Heft prägen. Nach wie vor verkauft *Brigitte* die Abbildungen von besonders attraktiven und fotogenen Menschen, die mit professionellen Mitteln präsentiert werden. Und immer noch sieht man in der Zeitschrift überdurchschnittlich viele junge, sehr schlanke Frauen.

Mit meiner Freundin Rosalie spreche ich über diese Kampagne. Rosalie ist diejenige, die niemals über ihre Figur und niemals übers Essen nachdenkt. Rosalie findet die Zeitschrift ohne Models gut. «Da sieht man endlich mal Dickere und Ältere.» Ihr ist nicht aufgefallen, dass so gut wie keine dieser Frauen auch nur in die Nähe des Dickseins kommt. Aber fast jede auf den Bildern ist dicker als Rosalie, das reicht ihr. Rosalie hat keinen Bedarf an dicken Bildern. Sie findet sich in den gängigen Bildern wieder, ohne Kampf gegen sich selbst. Seit sie selbst nicht mehr jung ist, freut sie sich über ältere Gesichter. Die sieht man in der *Brigitte* heute häufiger als früher.

Diesmal lasse ich mich von Rosalie nicht umstimmen. Die Abkehr von professionellen Models hat eine Schattenseite. Wenn jetzt sogar normale Menschen oft fast so gut aussehen wie Models, was ist dann mit denjenigen, die auch mit diesen nicht mithalten können? Nicht der Abstand zwischen professionellen Models und Durchschnittsmenschen wird durch eine solche Initiative kleiner. Stattdessen wird der Abstand zwischen denjenigen, die es auch als Laien mit Models aufnehmen können, und denjenigen, die dafür nicht geeignet sind, größer. In der Abkehr von professionellen Models in der *Brigitte* kann man auch einen Schritt zur Durchmodelisierung der Gesamtgesellschaft sehen.

Die Aufmerksamkeit, die die Zeitschrift durch den Coup mit den Laienmodels erwecken konnte, war groß. Aber viele Leserinnen haben die Doppeldeutigkeit bemerkt und kritisch darauf reagiert. Sie haben mehr davon erwartet. Sie hatten gehofft, sich in den neuen Bildern deutlicher zu erkennen. Aber so leicht ist es nicht, die Sehgewohnheiten einer ganzen Frauengesellschaft zu verändern. Die Zeitschrift ging ein großes Risiko ein, weil sie mit einer ganzen Welt voller überschlanker Bilder konkurriert, die uns als Normalität erscheinen. Das hätte auch misslingen können. Das große Titelthema der ersten modelfreien *Brigitte* hieß wohl deshalb auch: «Die neue Diät». Sicher ist sicher.

In den USA zeigt die Fat-Acceptance-Bewegung erste Wirkungen. Sie beginnt neue Bilder zu schaffen, die auch unsere Medien beeinflussen. 2007 erschien die stark übergewichtige, selbstbewusste amerikanische Sängerin Beth Ditto auf der Bildfläche. Damals diskutierte die Modewelt, ob «Size Zero», also die Kleidergröße 30/32, für eine erwachsene Frau noch angemessen sei. Beth Ditto, kugelrund, lesbisch und damals 26 Jahre alt, wurde zunächst als Freak eingeführt. Mit ihrer Band, die aus einer knabenhaften Drummerin und einem skurrilen Gitarristen besteht, spielt sie souligen Discorock, der zunächst nur Kennern des musikalischen Untergrunds bekannt war. Bei Konzerten trug Ditto meist nur spärliche und hautenge Kleidung, der sie sich im Verlauf der ersten Stücke weitgehend entledigte, weil ihr sonst zu heiß wurde. Das britische Musikmagazin *New Musical Express* setzte die dicke, nackte Ditto im Mai 2007 auf das Titelblatt. Daraufhin erklärte die Avantgarde Beth Ditto zum Sexsymbol. Das gilt als größtes Kompliment, das eine Frau in den Medien bekommen kann. 2009 zog ein britisches Hochglanzmagazin mit einem Titelbild der nackten Ditto nach und erklärte sie zur «Ikone für eine ganze Generation». Der französische Modeschöpfer Jean Paul Gaultier ließ die Sängerin, die sehr an Haute Couture interessiert ist, im Herbst 2010 mit seinen Kreationen über den Laufsteg gehen. Ausgerechnet der als dickenfeindlich geltende deutsche Modeschöpfer Karl Lagerfeld, der einst in etwas mehr als einem Jahr 42 Kilo abnahm und sich öffentlich über «dicke Muttis» lustig machte, führte Ditto in Deutschland ein. Immer wieder ließ er sich mit ihr fotografieren und reservierte ihr bei den Schauen seines Modehauses Chanel Plätze in der ersten Reihe. Sollte Dittos Fett ihn angeekelt haben, ließ er es sich nicht anmerken. Die deutschen Medien versuchten die Contenance zu wahren und angemessene Worte für Beth Ditto und ihren Körper zu finden. *Spiegel* und *Stern* entschieden sich für «barock» und «Wuchtbrumme». Die *Vogue* nannte sie «üppige Lady». Die Zeitung *Die Welt* sprach vom «Sieg der Dicken und Deformierten».

Eine deutsche Modebloggerin schrieb im Oktober 2009 über Beth Ditto: «Es ist ja beknackt, wenn man sofort darauf abhebt, dass Beth Ditto keine Kleidergröße 34 trägt. Doch ich frage mich wirklich, ob es normal ist, dass man sich im Angesicht dieser Üppigkeit irgendwie ein bisschen minderbemittelt fühlt. – Gib es zu! (Oder bin ich die Allereinzige?)»

Die Schlankheitsideologie ist störungsanfällig. Vielleicht muss sie sich darum so radikal verteidigen. Sobald sich die Verhältnisse auch nur ein wenig ändern, droht sie in Schieflage zu geraten. Sobald nicht mehr jede Dicke automatisch als hässlich gilt, beginnt sich manche Dünne sofort zu mager zu fühlen. Wenn die Ideologie auch nur an einer Stelle ein klein wenig gelockert wird, wissen viele, die von Natur aus dünn sind oder gewohnheitsmäßig hungern, plötzlich nicht mehr, was sie jetzt tun sollen. Beim leisesten Wippen des Dinosauriers stellt sich das Eichhörnchen auf die Hinterbeine und beginnt erschrocken zu pfeifen.

Erstaunlicherweise gibt es gerade in der Szene der Modebloggerinnen auffallend viele dicke Frauen, die sich neuerdings zu Wort melden: Lilli Hingees «Frocks and Frou Frou» aus Australien. Gabis «Young, Fat & Fabulous» aus New York. Stéphanie Zwickys «Le Blog de Big Beauty» aus Paris. Alegras «Dollface is Candysweet» aus Mainz. Sie alle zeigen dicke, hübsche, selbstbewusste Menschen in modischer Kleidung, die ihre Körper nicht verstecken. Die darauf bestehen, sogar in der extremen Welt der Designermode einen Platz für sich zu finden. Sie richten sich an junge, lebensfrohe Frauen. Sie tragen dazu bei, dass Dicke einander erkennen und gerne ansehen. «Dicke Frauen zu sehen schult den Blick», sagt die Bloggerin Stéphanie Zwicky dazu.

Kurz nach Beth Ditto trat die junge britische Soulsängerin Adele in Erscheinung. 2011 gelang ihr der große Durchbruch und sie stand auf Platz 1 der internationalen Charts. Nicht nur ihre Musik klingt manchmal wie eine etwas gemäßigte Variante von Beth Dittos Stücken. Auch Adele ist deutlich schwergewichtiger als die meisten Sängerinnen des Mainstreams. Man könnte in ihr eine mildere Variante der radikalen Vorkämpferin Ditto sehen. Eine, die genauso erfolgreich ist.

Das ist ein gutes Zeichen. Es zeigt, dass Ditto kein Einzelphänomen ist, kein Freak, der schnell wieder in der Versenkung verschwindet, sondern Teil einer Avantgarde, die von leichter konsumierbaren Versionen abgelöst wird. Positive Beispiele für junge, dicke, attraktive Künstlerinnen, die den Weg in den Mainstream finden und sich dort festsetzen.

Die Zeiten scheinen sich zu ändern. Nicht nur darin, dass der Druck auf Dicke immer größer wird. Auch darin, dass die Dicken dem Druck nicht so leicht wie erwartet nachgeben. Dass sie sich nicht so einfach wieder verdrängen lassen.

Aber immer noch haben viele Menschen unbändige Angst vor dem Gedanken, nie mehr Diät zu halten. Sie fürchten, dass sie, sobald sie sich auch nur ein bisschen weniger zügeln, rasch Dutzende von Kilos zunehmen. Sie haben das Gefühl, dass sie, wenn sie sich nicht radikal an die Kandare nehmen, nie mehr aufhören würden zu essen. Viele fürchten, dass sie ins Unendliche wuchern.

Diese Angst ist das Herz der Schlankheitsideologie. Die gesamte Fitness- und Gesundheitsideologie lebt davon. Sie lebt nicht von einer Wampe oder von einem dicken Hintern. Sie lebt von der Angst, dass die Wampe oder der Hintern nur der Anfang ist. Sie lebt von der panischen Furcht unzähliger Menschen, dass das Wuchern in ihnen selbst angelegt ist, als größte, unsichtbare Bedrohung. Dass das Dicksein wie ein Sturm ist, dessen Wüten man nicht mehr kontrollieren kann, wenn man erst einmal das Fenster geöffnet hat.

«Wäre ich nicht mit der Anlage zur Frohnatur ausgestattet, hätte ich wohl irgendwann das Handtuch geworfen», schreibt die Schweizer Psychotherapeutin Julia Onken. «Ich hätte mich einfach in das Unabwendbare gefügt, wäre dabei immer dicker und dicker geworden und läge vielleicht irgendwo auf einem riesigen Bett, weil ich mich nicht mehr auf den Beinen halten und nicht mehr zur Tür hinaus gelangen könnte. Bei Krankheit müsste man mich mit einem Kran über das freigelegte Dach heraushieven und auf einem Lastwagen abtransportieren.»

Die Angst vor dem Wuchern ist eine Angst, die sehr viele Menschen miteinander verbindet. Sie findet ihren Höhepunkt in dem Bild mit dem Kran, das uns als die größte Niederlage der Dicken erscheint, die vollkommene Unbeweglichkeit, die Verwandlung in eine formlose Masse, der Verlust jedes individuellen Willens, die Umformung in eine Art Gewächs. Die Angst vor dem Wuchern verbindet die Schlanken mit den extrem Dicken, die Durchschnittlichen mit den Mitteldicken, die Magersüchtigen mit den Fettsüchtigen.

Auch Männer kennen diese Angst vor dem Wuchern.

Aber sie nimmt bei ihnen seltener existentielle Züge an als bei Frauen. Oft kommt sie bei einem Mann erst auf, wenn er sehr korpulent ist. Wenn er an seinem Dicksein krank zu werden droht. Bei Frauen beginnt sie manchmal schon, wenn sie noch in die kleinste Kleidergröße passen, aber ein halbes Kilo zugenommen haben.

Dahinter liegt eine Vorstellung, die unsere Gesellschaft seit sehr langer Zeit wie eine eiserne Regel beherrscht. Es ist die Vorstellung, dass eine Frau niemals zu massiv werden darf. Sie muss leichter bleiben als ein Mann. Damit man beide auf Anhieb voneinander unterscheiden kann.

Für die meisten Frauen bedeuten Gewicht und Konfektionsgröße viel mehr als nur eine Zahl. Manchmal sind diese Ziffern Maßstäbe für fast alle anderen Bereiche des Lebens. Ein Signal, ob sie sich geliebt, respektiert und stark fühlen. Ob sie den Mut haben, andere Aufgaben im Leben anzugehen. Manchmal entscheidet die Zahl auf der Waage oder dem Kleidungsetikett, ob sie sich vor einem Arzttermin drücken. Ob sie es ertragen, in Unterwäsche vor dem Doktor zu stehen, oder ob sie sich dazu zu dick fühlen. Es gibt Frauen, die sagen nicht «Ich habe Kleidergröße 38.» Sie sagen: «Ich bin eine 38.» Manchmal sind diese Zahlen für Frauen so bedeutend wie die Note bei einem Examen. Ein Examen, das sie jeden Tag von neuem ablegen.

Viele Frauen legen im Verlauf der Wechseljahre an Gewicht zu. Meist lagert sich dieses neue Fett an der Körpermitte an. Das geschieht auch bei schlanken Frauen, nur manchmal in geringerem Ausmaß. Für viele Frauen ist die Angst vor dem Verlust einer schlanken Taille eine der schlimmsten Vorstellungen, über die sie verfügen.

Aus Sicht des Körpers hat diese Veränderung einen Sinn.

Wie so vieles stammt auch dieser Sinn aus den Zeiten, als Menschen noch in Höhlen lebten. Der Körper einer Frau jenseits der Wechseljahre ist nicht mehr Objekt des Interesses für potentielle Kindsväter. In der Logik der Natur hat es keinen Zweck, dass eine Frau, deren Körper die Zeitspanne der Fruchtbarkeit durchschritten hat, die gleichen Signale sendet wie ein junges Mädchen. Aus Sicht der Evolution war es vernünftig, dass ein zeugungsfähiger Mann schon von weitem erkennen konnte, ob eine Annäherung die Mühe lohnt.

In diesem Gedanken kann man eine grausame Abwertung älterer Frauen sehen. Tatsächlich liegt die Brutalität aber darin, dass unsere Gesellschaft von älteren Frauen verlangt, dass sie bis ins hohe Alter mit blühenden jungen Mädchen konkurrieren. Dass sie in einen Kampf eintreten müssen, den sie nur verlieren können. Dass man sie bei diesem Scheitern hämisch beobachtet und ihnen nicht zugesteht, eine neue, angemessene Art der Schönheit zu entwickeln, die auch einen veränderten Körper beinhaltet.

Gestern bin ich wieder mit Ivo Taxi gefahren. Ivo freut sich immer, wenn ich einsteige. Kaum habe ich mich angeschnallt, erzählt er von seinen neuesten Krankheiten. Zuerst hatte er Borreliose, jetzt ist es Gicht. «Ach, man wird alt», grinst er dann und heizt mit quietschenden Reifen um die Kurve. Ivo ist Türke, in Berlin groß geworden. Mit 23 heiratete er seine Frau, bald darauf kam das erste Kind. «Seither habe ich dreißig Kilo zugenommen. Das war gut, dass ich so früh geheiratet hab. So fett wie ich heute bin, würd' mich doch keine mehr anpacken.» Ivo grinst wieder. Er weiß genau, dass er kokettiert. Tatsächlich sitzt er ziemlich massig hinter seinem Steuer. Aber man sieht immer noch den gutaussehenden, jugendlichen Draufgänger, der er bestimmt einmal war. Jetzt

ist er 41, sein Sohn schon 16. «Der Bengel kostet Geld, sag'
ich dir.» Aber Ivo lässt sich nicht unterkriegen. Ich freue
mich schon auf die nächste Fahrt mit ihm. Mit meinem Mann
wette ich, welche Krankheit er dann wohl haben wird.

Auch bei Männern ist das Körpergewicht eine Frage des
Lebensalters. Ungefähr ab dem dreißigsten Lebensjahr legen viele Männer bei gleichbleibender Ernährung ungefähr
ein Pfund im Jahr zu. Es ist die Lebensphase, in der Männer oftmals einen großen Teil ihrer Energie ins Berufsleben
investieren und gleichzeitig eine Familie gründen und ernähren. Sie wechseln die Rolle und werden vom möglicher-
weise recht wilden jungen Mann zum Familienvater. Sie
werden sesshaft. Der Körper spiegelt diese neue Aufgabe.
Die zusätzlichen Kilos halten den Mann ruhig. Aus Sicht
der Natur ist das sinnvoll. Ein unruhiger, sich ständig in
fremden Jagdgründen umtuender Vater ist eine Last für
eine junge Familie. Sie braucht einen ruhenden Pol, der
abends nach Hause kommt. Zum Entsetzen der Fitness-
industrie hat dieser manchmal die Form einer gemütlichen
Wampe.

Wenn man die Furcht vor dem Wuchern einmal hatte, geht
sie meist nicht mehr ganz weg. Aber man kann lernen, diese
Furcht einzudämmen. So, dass sie nicht mehr jeden Morgen
neben einem erwacht, sondern dass sie sich, aufs Jahr gerechnet, nur noch an wenigen Tagen blicken lässt. Man kann lernen, in der Zeit dazwischen einfach weiterzumachen, einigermaßen mollig oder überbordend dick. Viele dick veranlagte Menschen beobachten, dass sie, wenn sie gelernt haben,
diese Furcht einzudämmen, kaum mehr dicker werden, auch
ohne Diät. Die Angst vor dem Wuchern oder der Hass auf
sich selbst, wenn es geschieht, ist eine ständige Quelle von

Stress. Wenn man die Angst eindämmt, versiegt manchmal dieser Stress.

In seinem Buch «Mein langer Lauf zu mir selbst» schildert der ehemalige Außenminister Joschka Fischer, wie es ihm in den Jahren der starken Gewichtszunahme während seiner Karriere vom Autonomen zum Staatsmann erging. Als Minister half er, einen Staat zu lenken. In seinem privaten Leben begann er, sich «vor sich selbst zu verstecken». Fischer begann, sich selbst für seine Veranlagung zu hassen. Mehrfach beschreibt er sich in seinem Bericht als «Fass auf zwei Beinen». Die ganze Sympathie, die ihm als einem der beliebtesten Politiker des Landes entgegengebracht wurde, die ganze Befriedigung, die er in einer Machtposition erlangen konnte, halfen nichts gegen dieses innere Programm. Die Gefühle, die in seinen erfolgreichsten Jahren Fischers Selbstbild dominiert zu haben scheinen, waren Selbsthass und Hass auf seinen Körper. Er tat das, was die Gesellschaft von dick veranlagten Menschen erwartet, ganz egal, was sie sonst noch zu leisten im Stande sind.

Selbsthass ist der erste Schritt über die Grenze von «dick» zu «zu dick». Man beginnt sich im Spiegel wie etwas Fremdes anzusehen. Man sagt sich von diesem Körper los und fängt an, ihn als etwas Abstoßendes zu betrachten, das es zu bekämpfen gilt. Man verbündet sich mit einem Idealbild, das nur im eigenen Kopf existiert, und beginnt seine reale Figur zu hassen und zu beschimpfen. Man ist bereit, sie der Abwertung durch andere Menschen preiszugeben. Man kündigt sich selbst die Freundschaft.

Es ist ungeheuer schwer, sich mit dem eigenen Selbsthass zu konfrontieren. Selbsthass und Hass auf den eigenen Körper erscheinen uns so normal, dass wir sie oft gar nicht erkennen. Wir bemerken auch nicht, wenn sie entstehen. Sie setzen sich aus unzähligen Sätzen, Worten, Idealen und Bildern zusammen, die uns unbemerkt treffen. Beiläufige Sätze. Die allgegenwärtige Überzeugung, dass Schlankheit besser sei als Dicksein. Die allgegenwärtige Überzeugung, dass Dicke ihren Körper bekämpfen müssen. Die allgegenwärtige Überzeugung, dass sie minderwertig seien. Die allgegenwärtige Überzeugung, dass sie hässlicher sind und sich mit dem begnügen müssen, was für sie abfällt. Solche Dinge reichern sich über Jahre und Jahrzehnte in unserem Innern an wie ein Gift. Sie erzeugen einen ständigen Druck, etwas tun zu müssen, bevor man zufrieden sein darf. Der Hass auf die eigenen Fettpolster ist das einzige akzeptierte Ventil, durch das dieser Druck entweichen kann. Oft ist der Hass auf den eigenen Körper das Einzige, was dick veranlagte Menschen mit der idealisierten Allgemeinheit verbindet. Eine der wenigen Gemeinsamkeiten, die man noch teilt: die Überzeugung, dass Dicksein zu verachten ist. Körperhass bedeutet, dass man anfängt, sich ohne Mitleid am Mobbing gegen den eigenen, dicken Körper zu beteiligen, als wäre dieser Körper ein Fremder. Oft hat dieser Hass schon in der Kindheit angefangen.

Sich selbst im Wohlstand hungern zu lassen ist masochistisch. Sich während der Phase des körperlichen Wachstums hungern zu lassen, in der der Körper besonders viel Energie benötigt, ist pervers. Nur mit Selbsthass ist das überhaupt durchzuhalten. Im Zeichen der Gesundheit ermutigt die Schlankheitsideologie schon Jugendliche zu diesem Verhalten. In allerbester Absicht bringt sie ihnen in jungen Jahren den Selbsthass bei.

Es sieht so aus, als ob wir noch nicht gelernt haben, mit dem Frieden und der Sicherheit zu leben, in denen bei uns schon die vierte Generation aufwächst. Dass wir uns noch nicht an die Körper gewöhnt haben, die dieser Friede und diese Sicherheit bei vielen Menschen hervorbringen. Weil keine äußeren Feinde greifbar sind, rufen wir zum Krieg gegen die eigenen Körper auf. In unserer Gesellschaft leben gesunde, arbeitsfähige Menschen, die ihren Körper und sich selbst hassen, weil sie nach den Maßstäben abstrakter Tabellen zu dick sind. Das ist jämmerlich.

Um im Laufe des Lebens nicht übermäßig dick und krank zu werden, müssen dick veranlagte Menschen lernen können, mit ihrem Körper verantwortungsbewusst umzugehen. Das ist nicht möglich, wenn ihnen das Recht auf ein höheres Gewicht abgesprochen wird. Auf die richtige Weise dick zu sein bedeutet, seinen Körper liebevoll und ausgewogen zu ernähren und zu bewegen, ohne ihn durch Gewichtsabnahme verbessern zu wollen. Es bedeutet, ihm alle seine Funktionen zuzutrauen und zuzumuten, ohne zu denken, dass das Leben wertvoller wäre, wenn man ein paar Kilos oder Kleidergrößen weniger hätte. Auf die richtige Weise dick zu sein bedeutet, nach Frieden mit seinem Körper zu streben, ohne sein Gewicht reduzieren zu wollen. Erst das richtige Dicksein schafft vollen Zugang zur eigenen Lebenskraft. Es wappnet gegen Angriffe und fördert die Gesundheit.

Wir müssen uns daran gewöhnen, dass Menschen in unserer Gesellschaft dick und gesund sind. Wir müssen uns daran gewöhnen, dass Menschen in unserer Gesellschaft dick und attraktiv sind. Wir müssen uns daran gewöhnen, dass Menschen in unserer Gesellschaft dick sind und es auch bleiben. Wir müssen uns Zeit geben, uns an die neuen Bilder zu gewöhnen. Die Entstehung einer neuen und positiveren Sicht auf das Dicksein hat gerade erst begonnen.

2010 veröffentlichte die Universität Köln die Ergebnisse einer Studie, die sie gemeinsam mit der Arizona State University in Amerika und der Erasmus-Universität in Rotterdam durchgeführt hatte. Darin ging es um die Reaktion von Studentinnen auf Werbebilder mit dickeren, sogenannten «Plus-Size»-Models.

Die Studie zeigte, dass fülligere Models den Verkauf von Schönheitsprodukten zumindest bei jungen Frauen deutlich hemmen. Dabei hingen die Ergebnisse stark von der Figur der Probandin ab. Am positivsten reagierten sehr schlanke Studentinnen auf die Bilder der dickeren Models. Eine Frau zu sehen, die dicker als sie selbst war, gab ihnen ein gutes Gefühl. Sie grenzten sich davon ab und fühlten sich in ihrem Selbstwertgefühl gestärkt. Dickere Studentinnen fühlten ihren Selbstwert sinken, je dicker das abgebildete Model war. Die Frau auf dem Bild schien sie daran zu erinnern, dass sie selbst auch vom Ideal abwichen. Am stärksten lehnten Studentinnen mit durchschnittlicher Figur die Bilder der dickeren Models ab. Womöglich erinnerten sie diese Bilder an etwas. Vielleicht daran, dass sie selbst auch eine Andere wären, wenn sie sich nicht rigide kontrollieren würden.

Gewohnte Bilder geben uns Vertrauen. So sind unsere Hirne beschaffen. Neue Bilder wecken unsere Aufmerksamkeit, aber sie machen uns Angst. Dinge, die uns Angst machen, lehnen wir ab. Übermäßige Aversionen der Betroffenen gegen neue Bilder sind Bestandteil jeder aufkommenden Emanzipationsbewegung. Zu Zeiten, als Homosexuelle noch verfemt waren, wurden auch sie oft von denjenigen am stärksten bekämpft, die in sich selbst homosexuelle Neigungen spürten.

Noch muss man sich die Bilder einzeln zusammensuchen, die es uns leichter machen, uns an uns selbst und an die anderen Dicken zu gewöhnen. Noch gibt es keine verlässliche Grundlage dafür, wie eine Gesellschaft aussieht, in der ein Teil der Menschen in Ruhe dick sein kann, ohne daran auch krank zu werden. Diese Vorstellung müssen wir erst schaffen. Sie wird die Gesellschaft verändern. Die Veränderung hat schon begonnen.

Irgendwann fiel es mir plötzlich leichter, mein Spiegelbild zu ertragen. Für ein paar Wochen lag ich in einem Krankenhaus und hatte Angst, vielleicht bald sterben zu müssen. Vor meinem Fenster lief das Leben weiter, aber ich wusste nicht, wie lange ich noch daran teilnehmen könnte. Plötzlich sehnte ich mich danach, die nebensächlichen Dinge zu tun. Im Supermarkt an der Kasse anzustehen. Auf dem Markt einen Kaffee zu trinken. Bis dahin hatten mir die Nebensachen nicht viel bedeutet. Ich wollte erst die Hauptsachen klären. Dazu gehörte auch meine Figur, die ich endlich beherrschen wollte.

Sobald ich wieder zuhause war, vergaß ich die Nebensächlichkeiten. Ich war glücklich, noch einmal davongekommen zu sein, und freute mich über die paar Kilos, die ich im Krankenhaus verloren hatte. Ansonsten machte ich weiter wie bisher und versuchte in meine Röcke zu passen. Aber hin und wieder erinnerte ich mich an das bleierne Grauen im Krankenhausbett. In solchen Momenten empfand ich plötzlich eine ungewohnte Dankbarkeit für meinen Körper. Er hatte eine schwere Aufgabe bewältigt, hatte ganze Armeen feindlicher Zellen niedergerungen. Das hätte auch misslingen können. Danach funktionierte er wieder klaglos und ermöglichte mir das Weiterleben. Auf einmal kam es mir schäbig vor, ihm nach alldem wieder den dicken Hintern, die schweren Oberarme, das Kinn vorzuwerfen. Ich wollte nicht mehr so kleinlich zu ihm sein. Ich fand, das hatte er nicht verdient.

Ich habe mich dafür entschieden, nicht mehr brutal zu mir selbst zu sein. Ich bin eine dick veranlagte Frau in einer Umgebung, die es mir leicht macht, diese Veranlagung zu verwirklichen. Kultur und Gewohnheit ermöglichen mir in geringem Maß, die Nahrungsaufnahme zu kontrollieren. Aber niemals in solch einem Maß, dass meine Veranlagung nicht sichtbar würde.

Der deutsche Lebensmittelchemiker und Ernährungsexperte Udo Pollmer wurde in einem Interview gefragt, was er dicken Menschen raten würde, die abnehmen wollen. Pollmer antwortete: «Das Gleiche, das Sie großen Menschen raten würden, die kürzer werden wollen.»

Allmählich gewöhne ich mich an mich selbst. Es ist nicht einfach. Aber es wird jeden Tag leichter.

Versöhnung mit Kiki Romeo

Vor ein paar Tagen habe ich das Foto von Kiki Romeo wieder umgedreht und noch einmal betrachtet. Das Bild mit der winzigen Stockente und der riesigen Frau in ausgebeulten Jeans, die sich vor dem Tier aufbaut und die während eines Seminars meine Zimmerkollegin war. Es zeigt eine Frau, die ungefähr doppelt so schwer ist wie ich. Als ich das Foto zum ersten Mal sah, verwechselte ich mich mit ihr und erschrak furchtbar.

Ich erkannte mich nicht und hielt eine fremde, ausufernd dicke Frau für mich selbst. Das war möglich, weil ich kein stabiles Bild von mir hatte, keine Vorstellung von meinem Körper, auf die ich mich verlassen konnte. Ich wusste nicht, wie ich wirklich aussah. Und ich hatte keine Ahnung davon, was Dicksein eigentlich bedeutet. Ich wusste nicht, was es mit mir zu tun hat. Und ich hätte lieber einen Eimer mit Glasscherben leergegessen, als mich selbst im Spiegel als dicke Frau zu betrachten.

Ausgerechnet den Teil von mir, den fremde Menschen als Erstes von mir wahrnehmen und den manche vielleicht als Erstes ablehnen, konnte ich selbst nicht richtig erkennen. Ich füllte die Leerstelle mit einer diffusen Unsicherheit und dem stabilen Gefühl, dass ich mich und mein Leben grundlegend verändern müsste, bevor ich mein Spiegelbild nicht mehr zu fürchten hätte. Es kam mir normal vor, mich so zu sehen. Schließlich tun es fast alle.

Seit Ende der 1980er Jahre bestehen medizinische Möglichkeiten, bei fettsüchtigen Menschen den Magen operativ zu verkleinern oder Teile davon stillzulegen, um ihr Gewicht zu reduzieren. Inzwischen haben sich dafür vier Methoden durchgesetzt. Der sogenannte Magenballon füllt den Magen mechanisch auf, wodurch ein künstliches Sättigungsgefühl entsteht. Dadurch soll der Patient von der Aufnahme großer Nahrungsmengen abgehalten werden. Der Magen ist praktisch schon voll, und wenn der Patient weiterisst, quillt es oben wieder heraus. Das Magenband sperrt einen Teil des Magens durch Abtrennung zu, ebenfalls mit dem Zweck, die Möglichkeit der Nahrungsaufnahme zu beschränken. Durch eine Mechanik, die zusammen mit dem Magenband eingebaut wird, kann die Weite des Bandes und des Magens von außerhalb des Körpers mit einer Art Fernbedienung reguliert werden. Beim Magen-Bypass wird der Weg des Nahrungsbreis durch den Magen so abgekürzt, dass die Masse nur kurz im Verdauungstrakt bleibt und vom Körper aus Zeitmangel nicht vollständig verwertet werden kann. Beim sogenannten Schlauchmagen wird ein großer Teil des Magens weggeschnitten und der Rest neu zusammengenäht. Übrig bleibt bloß ein kleiner, schlauchförmiger Behälter, der ebenfalls nur einen Bruchteil des Speisebreis und dadurch auch nur einen Bruchteil der kalorienhaltigen Nährstoffe in sich aufnehmen und der Verwertung zuführen kann.

Viele Fettsüchtige sehen in einer chirurgischen Maßnahme die einzig sichere Möglichkeit, endlich abzunehmen. Sie vertrauen ihre Verdauung den Operateuren an, weil sie jedes Vertrauen in sich selbst, ihren Stoffwechsel, ihren Körper verloren haben. Sie sind nicht mehr Herr in ihrem eigenen Haus. Sie haben den Schlüssel verloren und lassen Ärzte das Türschloss aufbohren.

Mit einem auf diese Weise operierten Magen können viele Patienten nur noch langsam und beschwerlich essen. Sie vertragen nur noch eine sehr eingeschränkte Auswahl von Nahrungsmitteln. Kräftige Speisen, die vorher als gesund galten, etwa Vollkornbrot, bereiten ihnen Schmerzen oder Beschwerden. Am besten bekommen ihnen oft Flüssigkeiten und Breis. Manche am Magen operierte Fettsüchtige ernähren sich deshalb am liebsten von Pudding und Limonade. Die Verantwortung für ihren Körper und seine Ernährung, die sie derart grundlegend abgegeben haben, bekommen sie nie mehr ganz zurück. Für manche liegt gerade darin die Erleichterung.

Solche Operationen werden erst angegangen, wenn eine extreme, krankhafte Fettleibigkeit entstanden ist und jeder andere Versuch des Patienten, mit seinem Körper in ein Gleichgewicht zu kommen, von den Ärzten als wirkungslos betrachtet wird. Die Krankenkassen bezahlen den Eingriff, wenn Patienten nachweisen können, dass sie Methoden wie Ernährungsumstellung, mehr Bewegung, Psychotherapie oder Selbsthilfegruppen versucht haben und daran gescheitert sind. Rund 15 000 solcher Operationen werden jährlich in Deutschland durchgeführt, in der Schweiz und Österreich sind es jeweils zwischen 2000 und 3000 im Jahr. Langfristig führen sie in der Regel zu einer Gewichtsreduktion von etwa 15 Prozent.

Erste Studien aus den USA deuten darauf hin, dass bei vielen Patienten nach einer Magenoperation zur Gewichtsreduktion schwere psychische Störungen neu auftreten. Sie bekommen Depressionen, es gibt einen messbaren Anstieg von Selbsttötungen. Der Lübecker Hirn-und Stressforscher Achim Peters formuliert den Zusammenhang so: Eine dauerhafte Kalorienreduktion könne einen «immens belastenden Einfluss auch auf die psychische Verfassung» haben. Das übermäßige, suchtartige Essen war für diese Menschen womöglich ein Ventil, das ihnen eine gewisse seelische Stabilität ermöglicht hat. Nachdem dieses Ventil geschlossen wurde, bricht das seelische Gleichgewicht zusammen. Sie verheddern sich in den enormen Qualen von Fresssucht und Selbsthass und sterben schließlich daran. Aber nicht am Dicksein. Sondern am Dünnseinwollen.

Beim Abnehmen, egal mit welcher Methode und egal mit welchem Gewicht, scheitern wir nur ganz selten an unserem Stoffwechsel oder unserem Hunger. Wir scheitern fast immer an der Unklarheit unserer eigenen Motive. Wir scheitern an der Gier, mit der wir eine Verwandlung erzwingen wollen. Wir scheitern an der Illusion, mit einem schlankeren Körper ein anderer Mensch sein zu können. Einer, der sich nicht mehr mit den Problemen herumschlagen muss, die ihn oft seit Jahrzehnten begleiten.

1975 begann ein finnischer Epidemologe eine Untersuchung mit knapp 3000 Menschen durchzuführen, die nach landläufiger Berechnung übergewichtig, ansonsten aber gesund waren. Er wollte wissen, wie viel sie zu diesem Zeitpunkt wogen und ob sie die Absicht hatten, mit einer Diät ihr Gewicht zu reduzieren. 1981 befragte er sie erneut nach ihrem Gewicht und behielt sie auch danach im Auge. Bis 2009 dokumentierte er alle Todesfälle unter den Probanden. Er fand heraus, dass Menschen, denen das Abnehmen gelungen war, dadurch ein fast doppelt so hohes Risiko hatten, wesentlich früher zu sterben als die Durchschnittsbevölkerung. Vor allem starben sie viel früher als diejenigen, die übergewichtig geblieben waren. Wir wollen ein gewaltiges Stück von uns loswerden und verlieren dadurch die Balance.

Als ich das Bild von Kiki zum ersten Mal sah und dachte, ich sei diese riesige Frau, glaubte ich, ohnmächtig zu werden. Scham und Angst schmetterten in meinen Magen wie eine Abrissbirne. Dieses enorme Dicksein, das ich sah, sprengte jede Vorstellung, die ich bisher von mir hatte. Wie hatte es so weit kommen können? Was hatte ich mir selbst angetan? Warum hatte ich die ganze Zeit nicht bemerkt, wie ich mir selbst entglitt? Ich konnte nur noch daran denken, wie ich möglichst schnell radikal abnehmen könnte.

Die Erleichterung, als ich die Verwechslung bemerkte, war gewaltig. Aber sie hielt nur sehr kurz an. Denn sie galt nur dem Umstand, dass ich nicht ganz so dick war wie Kiki Romeo. Aber ich konnte nicht leugnen, dass es Gemeinsamkeiten zwischen uns gab. Dass wir in den Augen mancher Menschen Schwestern hätten sein können. Dicke Frauen mit feinem Haar, die sich verdammt noch mal endlich zusammenreißen sollen. Das sagten Dutzende von Blicken, die uns trafen, während Kiki und ich in Rosenburg zur Konditorei spazierten und uns Kaffee und ein Stück Kuchen gönnten, am Tag, als das Foto entstand. Wenn ich allein unterwegs war, bekam ich nur selten solche Blicke. Während ich mit Kiki ging, gab es fast keine anderen. Praktisch jeder starrte uns an und kaum jemand machte aus seiner Verachtung einen Hehl.

Vielleicht stoßen uns die Bilder der übermäßig Dicken ab, weil sie uns so sehr erschrecken. Vielleicht erschrecken sie uns, weil wir in ihnen eine Wahrheit erkennen, die wir uns nicht zumuten wollen. Wir sehen in Dicken nicht nur Menschen, die sich einem Ideal entziehen. In den übermäßig Dicken sehen wir ganze Armeen von Männern und Frauen, die sich selbst verlassen haben. Menschen, die nicht mehr laufen oder Treppen steigen können. Menschen, die viele Teile ihres Körpers nicht mehr mit den Händen erreichen können. Wir sehen sie oder ihre Bilder und spüren, dass etwas daran bedrohlich ist. Dass in einer Gesellschaft, die kranke Dicke hervorbringt, etwas in eine ganz falsche Richtung läuft. Mit diesem Eindruck haben wir Recht. In einer Gesellschaft, in der Menschen an einer normalen und gesunden Veranlagung krank werden, läuft etwas vollkommen schief.

Aber wir ziehen daraus die falschen Schlüsse. Wir wollen diese Menschen zurück in die Reihen der Schlanken zwingen, weil wir glauben, dass dadurch eine Gefahr gebannt und ein Elend aus der Welt geschaffen wäre. Wir glauben, dass wir dadurch den Anfängen wehren und diejenigen retten, die auch schon nicht mehr schlank sind und als Nächste in den Abgrund zu stürzen drohen.

Aber das wird auf diese Weise nicht gelingen. Wir müssen die Wurzeln dieses Elends richtig erkennen. Das Elend der übermäßig Dicken und dadurch Kranken liegt darin, dass sie als dick veranlagte Menschen immer früher aus der Gesellschaft ausgestoßen werden. Dass viele von ihnen dadurch erst an der Seele und dann am Körper krank werden. Dass erst die überwältigende Gier nach Schlankheit, die in unserer Gesellschaft herrscht, viele Menschen viel dicker macht, als sie ertragen können.

Das alles war mir noch nicht klar, als ich das Foto von Kiki und der Ente zum ersten Mal sah. Damals wäre es mir absurd vorgekommen, meine Veranlagung zum Dicksein als eine stabile Eigenschaft zu sehen, die zu mir gehört wie meine Augenfarbe. Als eine Eigenschaft, die ich, wie alle anderen Teile meiner Person, verteidigen darf, wenn sie jemand angreift.

Damals bedeutete Dicksein «immer dicker werden». Das zu akzeptieren hätte bedeutet, dass ich mich und meinen Wunsch aufgebe, zur Norm zu gehören. Das kam überhaupt nicht in Frage. Alle Zeichen, die darauf hindeuteten, dass Dicksein mein eigener Zustand war, ignorierte ich oder betrachtete sie als vorübergehend. Den Umstand, dass ich fast mein ganzes Leben lang eher dick als schlank war, blendete ich aus. Richtig anschauen konnte ich mich eigentlich nur, wenn ich in Gedanken die zehn, zwanzig, dreißig Kilo abzog, die ich noch abnehmen wollte. Wenn ich auch nicht wusste, wie.

Ich musste lernen, was Dicksein heißt. Ich musste lernen, dass es mehr bedeutet als das undeutlich schlechte Gewissen, das sich einstellte, wenn ein Kleidungsstück nicht passte oder ich Zucker in den Kaffee rührte. Ich musste lernen, dass Dicksein etwas ist, wozu ich veranlagt bin. Es ist keine Frage, die mir die Wahl zwischen mehreren Antworten lässt. Es ist eine feststehende Tatsache. Ich musste lernen, dass das Dicksein ein Teil von dem Menschen ist, der ich bin, und dass dieser Teil nicht beseitigt werden kann, ohne mein gesamtes Gleichgewicht zu zerstören.

Ich lernte, dass das Dicksein mir auch nützt. Und ich lernte, dass es einen Unterschied gibt zwischen «dick» und «zu dick». Und dass ich lernen muss, für diesen Unterschied die Verantwortung zu tragen. Dass nur ich selbst diesen Unterschied definieren kann. Dass ich mir die Mühe machen muss, ihn für mich selbst herauszufinden.

Es hat sich viel verändert, seit ich den Unterschied kenne und mit ihm lebe. Eine ungeheure Last ist von mir abgefallen, seit ich weiß, dass ich nicht mehr abnehmen muss. Ich habe aufgehört, meinen Körper zu bekämpfen. Ich will nicht mehr Teil dieses Wahnsinns sein.

Warum werden immer mehr Leute immer dicker, obwohl es immer strikter verboten ist? Diese Frage ist falsch gestellt. Die richtige Frage lautet: Warum dürfen Menschen nicht dick sein, wenn sie es können?

Dicke Körper sagen die Wahrheit in einer Gesellschaft, in der es dauerhaft genügend Nahrung gibt und in der kaum noch schwere, körperliche Arbeit verrichtet wird. Sie sagen auch die Wahrheit über eine Gesellschaft, in der große Teile der Nahrung von einer Industrie bereitgestellt wird, die diese Nahrung verfeinert und verändert, ihren Nährwert aushöhlt und durch kalorienreiche Zusatzstoffe ersetzt. Eine mächtige Industrie, die ihre Produkte mit verwirrenden und manchmal auch mit trügerischen Etiketten und mit sehr aggressiver Werbung an die Kunden bringt. Eine Industrie, die an der Verwirrung und der Angst der Menschen vor ihren Körpern ungeheuer viel Geld verdient.

In den letzten Jahren sagen unsere Körper auch immer lauter die Wahrheit über eine Gesellschaft, in der dick veranlagte Menschen früh unter massiven und anhaltenden sozialen Druck gesetzt werden und dadurch ihre Veranlagung schneller und stärker als früher verwirklichen.

Viele Menschen finden ohne Hilfe nicht aus dem Kreislauf von Hunger, Selbstqual und Scheitern heraus. Sie haben sich verfangen in der Denkspirale, dass das Dicksein ihr Leben ruiniere. Sie brauchen manchmal jemand Fremdes, der ihnen hilft, die Bedeutungen zu entschlüsseln, die ihr Körper und ihr Gewicht für sie haben. Damit sie erkennen, dass das Dicksein zu ihnen gehört und nicht einfach abgeschaltet werden kann.

Die Auseinandersetzung mit Fragen des eigenen Körperbildes ist ein Kernbereich der Verhaltenspsychologie. 2006 veranstaltete die Deutsche Gesellschaft für Verhaltenstherapie einen Kongress, auf dem ein Referat zum Thema «Prävention und Therapie von Adipositas – Die wunderbare Welt der schlanken Frauen» gehalten wurde. Darin stellte ein Therapeutenteam einen Therapieansatz vor, bei dem die Bedeutung des Selbstbildes der Frau als dick oder dünn im Vordergrund steht. Es stellte fest, dass vor allem anspruchsvolle Frauen stark an einem höheren Gewicht leiden. Viele werden in relativ kurzer Zeit dick, wenn sich ihre Lebensumstände ändern und sie sich überfordert fühlen: wenn sie ins Berufsleben einsteigen, wenn sie eine Familie gründen, wenn eine wichtige Beziehung zerbricht, wenn sie arbeitslos werden.

Die Therapeuten stellten fest, dass auffallend viele dieser Frauen ihr Selbstbild in zwei Teile trennen. Wenn sie sich als dünne Frau sehen, verbinden sie dieses Bild mit zurückliegenden, als leichter empfundenen Zeiten. Ihr dünnes Ich sehen sie als perfekt, leistungsfähig und souverän. Ihr dickes Ich verbinden sie mit der Gegenwart. Dabei sehen sie sich als hilflos, ausgeliefert und überfordert. Das können sie nicht ertragen. Sie haben das Gefühl, in einer Falle gefangen zu sein. Um wieder herauszukommen, ziehen sie den falschen Umkehrschluss.

Sie denken, wenn sie wieder schlank wären, wären sie auch wieder perfekt, leistungsfähig und souverän. Es ist eine Art von magischem Denken. Dieses magische Denken ist in unserer Gesellschaft weit verbreitet. Die Idee, dass ein schlanker Körper automatisch eine starke Seele hervorbringt, dass man nur abnehmen muss, um für das Leben gewappnet zu sein. Es ist eine verführerische und verhängnisvolle Idee. Denn sie beruht auf einer Verwechslung von Ursache und Wirkung.

Der Körper löst niemals die Probleme der Seele. Wenn überhaupt, verläuft der Weg in die andere Richtung. Man muss lernen, dass man in einem Leben sowohl hilflos als auch unabhängig, sowohl überfordert als auch souverän, sowohl erschöpft als auch leistungsfähig sein kann. Dass man dick und stark, schwer und fröhlich sein kann. Eine Frau, die ihrer vermeintlich perfekten Schlankheit nachtrauert, kann lernen, dass sie in einer neuen Lebensphase dicker und gleichzeitig stärker als früher sein kann.

Auch ohne therapeutischen Bedarf muss man sich diese Dinge immer wieder in Erinnerung rufen. Dicksein hat nicht nur eine kollektive Bedeutung. Es ist nie nur das Abweichen von einer sozialen Norm. Dicksein hat für jeden entsprechend veranlagten Menschen auch eine eigene, private Bedeutung. Für diejenigen, die es mehr fürchten als den Tod genauso wie für diejenigen, die jeden Tag damit leben, glücklich oder traurig, munter oder krank. Diese Bedeutung muss man entziffern. Und man muss sich immer wieder von neuem daran erinnern, dass Schlankheit an sich keinen Sinn hat.

Vielleicht hassen wir Dicken nur vordergründig das Fett an unserem Körper. Vielleicht hassen wir im Grunde das, wofür es ein Platzhalter ist. Die Last, die man uns mit dem Dicksein aufgebürdet hat. Das Leben, das wir als Dicke führen. Die Wut, weil wir nicht gelernt haben, das Tragen dieser Last zu verweigern. Dabei gibt es viele Möglichkeiten, es zu verweigern. Eine besteht darin, sein Gewicht als eine Eigenschaft unter vielen zu sehen und als nichts anderes. Als eine Eigenschaft, die zu verteidigen man das Recht hat, wenn jemand kommt, der einen deshalb angreifen will.

Wenn man sein Denken verändern will, muss man zuallererst lernen, das Wort «dick» richtig zu benutzen. Man muss lernen, dass dieses Wort einen akzeptablen Zustand beschreiben kann. Das ist das Schwierigste. Es braucht Zeit. Und man muss es immer und immer wieder üben. Zuerst kann man es ganz leise in den Spiegel flüstern. Ich bin dick. So bin ich gemacht. Ich habe daran keine Schuld. Ich darf mich trotzdem schön finden. Ich muss auch nicht formlos und fett sein. Ich bin nur ein bisschen dicker als andere. Ich darf jeden Tag genügend essen. Ich muss mich nicht mehr quälen. Ich kann auch nur ein bisschen dick sein. Ich muss nicht so dick sein, dass es mir wehtut. Mir geht es gut, danke.

Irgendwann kann man es auch in normaler Lautstärke sagen. Ich bin dick. Die Natur hat mich so gemacht. Ich habe genügend zu essen und darum setzt mein Körper Reserven an. Es ist ein kluger Körper. Er will, dass ich am Leben bleibe. Er hält das Dicksein für eine gute Idee. Er lässt es sich sowieso nicht ausreden.

Sein dickes Spiegelbild zu ertragen ist oft so viel schwieriger, als wieder einen Tag zu hungern. Am Anfang ist es fast nicht zu ertragen. Es ist so neu. Und es widerspricht allem, was man bis dahin gedacht hat. Wenn man einmal gelernt hat, sein Spiegelbild zu fürchten, verlernt man es nie mehr ganz. Aber mit der Zeit wird es leichter. Manchmal gelingt es am besten, wenn man gegessen hat und ruhig ist. Man stellt sich vor den Spiegel und sagt es sich immer wieder. Ich bin satt. Mir geht es gut. Ich habe nichts Falsches getan, als ich aß. Man kann sich versuchsweise anlächeln. Ich bin ein bisschen dick. Ich habe einen gesunden Appetit. So übel sehe ich eigentlich gar nicht aus.

Manchmal denke ich, ich muss es einfach akzeptieren, dass es Phasen gibt, in denen die Furcht vor dem Dickerwerden wieder größer wird. Sie ist Teil meines Lebens, so wie es Teil meines Lebens ist, dass ich manchmal für eine Weile mehr esse, als ich möchte. Ich brauche diese Freiheit, das Ventil manchmal weiter aufzudrehen. In diesen Zeiten macht es mir wenig Freude, unter Menschen zu gehen. Ich fühle mich unförmig, fremden Menschen und ihren feindlichen Blicken ausgesetzt. Es ist, als würde mich etwas in mein Inneres zurückziehen. Manchmal bin ich traurig und denke, ich gebe alles wieder preis, für das ich so lange gekämpft habe. Das hat meine Mutter früher immer zu mir gesagt, wenn ich nach einer Diät wieder normal gegessen habe und vom Nachtisch genommen habe, den sie für die anderen zubereitet hatte: «Jetzt hast du dich so angestrengt und nun machst du wieder alles kaputt.»

Aber auch das Normal-Essen hat Phasen. Phasen, in denen ich mehr Gemüse essen möchte, wechseln mit Phasen, in denen ich größere Lust auf Käse habe oder auf Fleisch oder auf Schokolade. Auch Schokolade ist erlaubt. Anders werde ich ihr nicht Herr. Es gibt auch Phasen, in denen mich andere Dinge so sehr beschäftigen und faszinieren, dass ich das Essen für Stunden oder ganze Tage fast völlig vergesse. Es ist eine Frage der Situation. Vor allem ist es eine Frage, ob man seinem eigenen Körper die Wahl lässt, auch mal lieber einen Apfel zu essen, obwohl noch drei Tafeln Schokolade im Schrank liegen.

Wenn man die Furcht vor dem Dickwerden gelernt hat, ist es eine ungeheuer schwierige Aufgabe, mit seinem Körper in Frieden zu leben. Aber es ist eine, die man bewältigen kann. Eine, die man bewältigen muss. Die schwierigeren Momente kommen, wenn man sich irgendwo zufällig sieht. Wenn einen das eigene Spiegelbild überfällt, beim Vorübergehen an einer Schaufensterscheibe oder in einem Spiegel, in dem man sich noch nie gesehen hat. Manchmal auch, wenn man ein Foto von sich sieht. Wenn man den Kopf zufällig so schräg hält, dass ein Doppelkinn zu sehen ist, oder wenn das Oberteil so fällt, dass sich der Bauch vorwölbt. Wenn man sitzt und sich über dem Bund der Hose eine Welle bildet. Dann kann es sein, dass die ganze Kraft zusammenfällt. Dass man sich so abstoßend findet, dass man den Blick abwenden muss. Dass man sich sofort an den Gedanken einer Diät klammern muss, um nicht einfach in Angst und Selbsthass unterzugehen. Solche Momente übersteht man nur mit Geistesgegenwart. Jetzt muss man dem Monster ins Auge blicken. Man muss einen Moment stehen bleiben, hinsehen und die Angst und den Schmerz aushalten. Trotzdem versuchen, sich im Spiegel zuzulächeln. Sich in diesem schrecklichen Moment nicht auch noch selbst verlassen.

Es geht darum, ein Gleichgewicht zu finden. Und das muss jeder Betroffene für sich selbst finden, und nicht die Politik oder die Medien im Namen der Betroffenen. Jeder Mensch muss selbst entscheiden können, wie er mit seinem Körper, mit seinem Leben umgeht. Das ist ein Grundzug der Freiheit, und sie gilt für die Dicken und die Dünnen gleichermaßen. Man kann sie nicht preisgeben, um Heilsversprechen oder Dienstleistungen, Wahlprogramme oder Designerkleider zu verkaufen.

Manche Menschen sind dicker als andere. Manche Menschen essen mehr als andere. Manche sind so wie ich. Manche sind so wie Kiki Romeo. Viele sind irgendwo dazwischen. Deshalb sind sie nicht krank, nicht einmal gefährdet. Die Grenze zwischen dick und zu dick verläuft dort, wo man aufhört, Kleider zu tragen, die einem gefallen, Essen zu wählen, das einem schmeckt, und Bewegungen auszuführen, die einen erfreuen. Die Grenze ist dort, wo man anfängt, das Dicksein als Ausrede zu benutzen, und sich selbst damit um sein Leben betrügt. Es gibt Menschen, deren Wahrheit wiegt hundert Kilo oder vielleicht mehr. Niemand hat das Recht, ihnen diese Wahrheit zu verbieten.

Um in Frieden mit sich selbst zu leben und den vielen Zugriffen auf seinen Körper und seine Seele widerstehen zu können, muss man sich an sich selbst gewöhnen. Daran führt kein Weg vorbei. Das gilt für alle Menschen und nicht nur für den Körper.

Dicksein ist nur eine Eigenschaft von vielen, und sie hat unendlich viele Varianten. Es gibt mollige und kräftige, üppige und korpulente, süße und schwerfällige Dicke. Es gibt gesunde und auch ein paar kranke. Dicke Körper können Sport treiben und tanzen, Treppen steigen und Fußball spielen, Liebe geben und Gefallen finden. Sie können unter einer weichen Schicht harte Muskeln und kräftige Gelenke verbergen, sie können kerngesund und sie können glücklich sein, wenn man sie lässt. Es gibt keinen Grund, das Dicksein zu fürchten. Weder bei sich selbst noch bei anderen. Dicke kosten die Allgemeinheit nicht mehr Geld. Sie stecken niemanden an. Sie schaden keinem System. Sie sagen nur die Wahrheit.

Gestern waren meine Freundin Nele und ihr Mann zu Besuch. Nele ist etwa so dick wie ich, ihr Mann ist sehnig und schlank. Wir saßen in der Küche und tranken Wein. In der Pfanne brutzelten Hähnchenspieße. Ich erzählte von dem

Buch über das Dicksein, an dem ich gerade schreibe. Nele horchte auf. Zu dem Thema hat fast jeder etwas zu sagen. Sie erzählte, dass ein Mädchen in der Klasse ihrer Tochter seit einiger Zeit als «fette Kuh» beschimpft wird. Siebenjährige Mädchen aus privilegierten Bildungsfamilien beschimpfen sich auf diese Weise. Sie weiß nicht, wie sie darauf reagieren soll.

«Schreibst du auch, dass es nicht die Männer sind, die das von den Frauen erwarten?», wollte ihr Mann wissen. Nele sah ihn überrascht an. Es sah aus, als hätte sie das von ihm noch nie gehört. «Aber es gibt auch Männer, die ihre Frauen fertigmachen, wenn sie zu dick sind», meinte sie. «Kann sein», antwortete er. «Aber die würden sie auch mit etwas anderem fertigmachen. Mit dem Dicksein ist es bloß am einfachsten.»

Es wurde ein schöner Abend. Das Dicksein wurde bald von anderen Themen abgelöst. Aber es war spürbar, dass es Nele und mir gut getan hatte, dass es einmal ausgesprochen wurde. Es wird in unserer Gesellschaft in den letzten Jahren zu selten ausgesprochen und es wird fast nirgendwo geschrieben. Es gibt Menschen wie uns, Frauen und Männer, die sind dick, und das ist gut so.

Wir können lernen, die positiven Bilder mit immer sichererem Auge zu erkennen. Denn es gibt jetzt schon jeden Tag gute Bilder vom Dicksein zu sehen. Wir erkennen sie bloß oft nicht, weil wir keine Übung darin haben. Wenn sie das Dicksein nicht ausdrücklich betonen, bemerken wir sie manchmal gar nicht. Die positiven Bilder zeigen Menschen mit schweren Körpern, die wegen ihres Körperumfangs nicht negativ beurteilt werden. Man sieht sie in Zeitungen, auf Bildschirmen, in Illustrierten und vereinzelt auch schon in Frauenzeitschriften.

Die Bilder zeigen Künstler und Intellektuelle, Politiker und Medienleute. Sie zeigen Schauspieler wie den überlebensgroßen Gerard Dépardieu oder den seelenvollen Axel Prahl, Sängerinnen wie die temperamentvolle Montserrat Caballé oder die schöne Anna Netrebko. Intellektuelle wie Christa Wolf, Politiker wie Sigmar Gabriel oder Kurt Beck, oder die weltberühmte Architektin Zaha Hadid. Sie zeigen unterschiedliche Menschen, die mit allen möglichen Eigenschaften und Talenten in Verbindung gebracht werden. Nur nicht mit ihrem Körpergewicht. Der Schauspieler Dietmar Bär darf als Kölner Tatortkommissar dreist und ungehobelt auftreten. Sein Kollege Jürgen Tarrach wird für komplexe, sensible Rollen mit einem Hang zum Perversen besetzt. Der dicke Armin Rohde verkörpert Proletarier mit Herz und abgründige Kriminelle. Die voluminöse Entertainerin Gayle Tufts bekommt Applaus für ihre englisch-deutschen Wortspiele und ihre Showeinlagen. Die Spitzenköchin Léa Linster wird für ihre Kreativität bewundert. Mädchen kreischen nach dem niedlichen Soulsänger Adel Tawil. Der blitzgescheite ARD-Literaturkritiker Denis Scheck gehört ebenso zu den Dicken wie der melancholische Schriftsteller und Musiker Sven Regener. Der charmante Talkmaster Jörg Thadeusz ebenso wie der Satiriker und Sänger Wiglaf Droste, der Entertainer und Literaturkritiker Jürgen von der Lippe ebenso wie der Buchautor und Komiker Hape Kerkeling. Die kräftige Chefin der Grünen, Claudia Roth, erscheint temperamentvoll und energisch. Die stabile SPD-Generalsekretärin Andrea Nahles gilt als unerschrocken und machtbewusst. Die runde Julia Klöckner hat als Fraktionsvorsitzende der rheinland-pfälzischen CDU im Frühjahr 2011 als

Wahlsiegerin auf allen Sendern strahlend triumphiert. Sie scheint zum Glück vergessen zu haben, dass sie vor wenigen Jahren im Amt der Verbraucherbeauftragten ihrer Fraktion noch «ernährungsbedingte Krankheiten und Folgekosten» geißelte, die das Leben «unlebenswerter» machten. Der Biologe und Ernährungswissenschaftler Udo Pollmer wird immer gefragt, wenn es um die Wirkung der Nahrungsmittel geht. Die Filmproduzentin Regina Ziegler ist eine der erfolgreichsten Unternehmerinnen in Deutschland. Die Journalistin Patricia Riekel prägt in ihrer Zeitschrift *Bunte* das Bild des deutschen Glamours.

Alle diese Menschen sind dick oder haben wenigstens eine deutliche Neigung dazu. Aber sie sind auch sympathisch, souverän, kompetent und attraktiv. Sie sind respektierte Persönlichkeiten, deren Talente und Fähigkeiten nicht angezweifelt werden, weil ihr Body-Mass-Index vorgeschriebenen Normwerten widerspricht. Ihre Körper kann man sich zum Vorbild nehmen.

Falsche Worte machen dick. Falsche Bilder machen dick. Beide zusammen machen Menschen krank. Es wird eine Weile dauern, bis die ärgsten von beiden verschwunden sind. Es wird eine Weile dauern, bis genügend neue Bilder entstanden sind und die Wahrnehmung des Dickseins in der Öffentlichkeit sich geändert hat. Es wird eine Weile dauern, bis sich die Sicht auf dicke Körper in unserer Gesellschaft entspannt haben wird. Aber der Anfang ist gemacht. Die dicke Sängerin Maite Kelly nimmt im Frühjahr 2011 an der Tanzshow «Let's dance» teil und sagt, sie «tanze für alle Dicken». Das Publikum ist mit jeder Show begeisterter von ihr und sie wird schließlich Siegerin. Fast hundert Prozent aller Befragten in einer Prominentenillustrierten finden es überflüssig, dass die Popsängerin Britney Spears sich in ihrem neuen Video nach einer starken Gewichtszunahme von einer schlanken Frau doubeln lässt.

Womöglich kommt bald der Tag, an dem eine Frau im Format der Moderatorin Tine Wittler die Treppe bei Stefan Raab hinunterspringt und ebenso selbstsicher wie ihre schlanke Kollegin vor einem Millionenpublikum feststellen kann: «Hallo! Ich bin, glaube ich, die einzige Dicke unter den Gästen heute!» Wenn das Publikum sie dann nicht auslacht, sondern ihr die gleiche Sympathie entgegenbringt wie der athletischen Bärbel Schäfer, dann wäre das eine erfreuliche Wahrheit, gelassen ausgesprochen. Eine Wahrheit, die aufgehört hat, Millionen von Menschen wehzutun. Die Welt ist voll von Dicken und das wird, wenn kein Krieg und keine Hungersnot mehr kommen, auch so bleiben.

Die persönliche Wahrheit meines Körpers liegt bei Kleidergröße 44. Irgendwo zwischen 80 und 90 Kilo liegt mein wahres Gewicht. Daran gibt es nichts, was falsch oder schädlich ist. In den letzten Jahren ist diese Gewissheit in mir gewachsen und allmählich zu einem soliden Geländer geworden. Das richtige Dicksein ist möglich und es ist gar nicht so schwer. Es ist leichter als das falsche Dünnsein. Und es beginnt jetzt.

Psychologie und Gesellschaft in der Beck'schen Reihe

Verlag C.H.Beck München

„Die 101 wichtigsten Fragen" in der Beck'schen Reihe

Verlag C.H.Beck